Naturheilkunde
in der
Krebsbehandlung

Für Julian, Laura, Gloria, Joseph, Johannes und Marjana

Impressum

ISBN: 978-3-7088-0638-9
Copyright:
Kneipp-Verlag GmbH & Co KG
Lobkowitzplatz 1
A-1010 Wien
www.kneippverlag.com

1. Auflage, Februar 2015

Bildnachweis:
dreamstime.com: 11, 16, 30, 37, 39, 51, 53, 54, 70, 73, 77, 79, 85, 90, 111, 129, 148, 151
fotolia.de: 33, 107, 121, 133, 157
iStockphoto.com: 20,22, 34, 36, 47, 67, 117, 139

Autoren: Dr. med. Christian Thuile · Dr. Oskar Außerer
Lektorat: Josef Weilguni
Buchgestaltung: plan_w (Werner Weißhappl)
Covergestaltung: Oskar Kubinecz
Druck: Theiss GmbH, A-9431 St. Stefan
Printed in Austria

Naturheilkunde in der Krebsbehandlung

Mehr Lebensqualität bei Strahlen- und Chemotherapie

Dr. Oskar Außerer, Dr. med. Christian Thuile

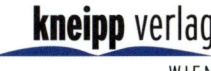

Inhalt

///

///

Allgemeine Hinweise

Sie lesen ein Buch. Kein Buch kann und soll ein ärztliches Gespräch ersetzen. Nichtsdestotrotz kann Ihnen dieses Buch sehr behilflich sein, Ihre Erkrankung um einiges besser zu überstehen.

Die Empfehlungen in diesem Buch fußen auf Erfahrungen und kontrollierten Studien. Trotzdem sind zwei Dinge immer in Betracht zu ziehen. Zum einen, dass die Medizin selbst keine Wissenschaft ist, sondern sich der Erkenntnisse verschiedener Wissenschaftszweige bedient und somit einem ständigen Wandel und andauernden Entwicklungsprozessen unterworfen ist. Zum anderen ist zu beachten, dass Medizin und Heilkunst immer drei Komponenten umfassen, nämlich einen Behandler, ein Mittel zum Heilen und einen Patienten. Studium, Erfahrung und Studien können stetig vertieft und verbessert werden. Über die definitive Wahl der vom Behandler gewählten Heilmittel entscheidet letztlich der Patient – und dieser ist immer einzigartig und nicht vergleichbar.

Sie sind als Benutzer des Buches aufgefordert, mit Ihrem behandelnden Arzt ständig Rücksprache zu halten, denn Sie haben in Ihrer Souveränität als Bürgerin und Bürger auch die volle Freiheit und Verantwortung für all das, was Sie tun und entscheiden.

Zur leichteren Lesbarkeit wurde auf eine geschlechtsneutrale Formulierung verzichtet. Es sind aber immer beide Geschlechter im Sinne der Gleichbehandlung angesprochen.

Dank

Wir möchten uns bei allen Patientinnen und Patienten für den Erfahrungsschatz bedanken, den wir durch sie bekommen durften.

Wir bedanken uns bei allen Mitarbeiterinnen und Mitarbeitern der Abteilung für Komplementärmedizin am Krankenhaus in Meran: insbesondere bei Frau Dr.in Hildegard Zeisel-Heidegger für die Unterlagen zur Akupunktur, bei Frau Dr.in Laura Reggiani für die Daten zur Phytotherapie und bei der Pflegedirektorin Frau Edith Maier für die große Hilfe und Unterstützung; des Weiteren bei Dr. Elfriede Daniel, Dr. Kathrin Fischer, Dr. Lydia Zelger, Dr. Anton Obrist; Dr. Wolfgang Schullian; Dr. Bernhard Thomaser; Dr. Judith Ladurner; Dr. Georg Rohregger; Dr. Alexander Angerer; Patrizia Ainhauser, Johanna Schwienbacher, Claudia Calenzani, Silvano Graziadei; Elisa Piaia, Thomas Lohse, Maria Schwarz; Marta Pirmati; Cornelia Unterweger; Maritta Gluderer, Monika Schmidhammer.

Schließlich möchten wir uns für die Möglichkeit der internen Zusammenarbeit im Krankenhaus bedanken, bei Ärzten und Pflegern der Abteilungen Hämatoonkologie, Day Hospital, Gynäkologie, Urologie, Interne Chirurgie, Geriatrie und Psychoonkologie.
Oskar Außerer & Christian Thuile
Frühjahr 2015

Einleitung

Krebs ist eine niederschmetternde Diagnose, für die Betroffenen und natürlich auch für die Angehörigen und das gesamte Umfeld. Die Heilungs- und damit Überlebenschancen liegen heute bei 50 Prozent. Operation, Chemotherapie und Strahlentherapie gelten nach wie vor als die erfolgreichsten Waffen der Medizin. Die moderne Wissenschaft macht täglich Fortschritte, eine gezielte Tumorbehandlung wird in näherer Zukunft immer wahrscheinlicher. Möglicherweise wird die Analyse unseres Erbmaterials auch immer mehr Aufschlüsse darüber geben, wie wir einen Tumor in Zukunft behandeln können, um auf die heute oft unheilbar scheinende Erkrankung eine Antwort zu finden. Krebs in eine Art chronische Krankheit überzuführen, auch dann, wenn er nicht frühzeitig erkannt wird und nicht mehr durch eine Operation geheilt werden kann, ist das Ziel. Auch Aids, das früher einem Todesurteil gleichkam, kann heute mittlerweile mit Medikamenten sehr gut behandelt werden, wenn es auch nach wie vor nicht heilbar ist.

Eine Chemotherapie ist für viele Menschen mit Angst und Schrecken verbunden, dies obwohl sich die Qualität der Behandlung in den letzten Jahrzehnten stark verbessert hat.

Die Frage nach der Lebensqualität wird immer wichtiger, es zählen oft nicht nur einzelne dazugewonnene Lebenstage, sondern eben auch die Art und Weise, wie man diese Tage verbringen darf. Gerade in diesem Bereich, bei der Begleitung einer Chemotherapie, kann die Naturheilkunde einen wesentlichen Beitrag leisten. Ihre Möglichkeiten liegen eindeutig in der ergänzenden Unterstützung von Menschen mit eingeschränkter Lebensqualität infolge der Nebenwirkungen einer Chemotherapie. Mit der Naturheilkunde versucht man, Menschen durch diese schwierige Lebensphase zu begleiten, um ihnen ein wenig mehr Lebensqualität zu schenken und sie auch zu stärken, damit sie Behandlungen wie eine Chemotherapie erfolgreich durchhalten und erfolgreich zu Ende bringen. Die Stärke der Naturheilkunde liegt sicherlich in ihrer guten Verträglichkeit und der hohen Akzeptanz, vielleicht auch in dem erhöhten Maß an Zuwendung, die diese Behandlungen erfordern, ganz egal, ob dies nun die Pflanzenheilkunde oder die Akupunktur ist.

Aber Naturheilkunde birgt auch Gefahren. In unseren Augen darf sie niemals ein Ersatz für eine wissenschaftliche Behandlungsform sein, denn konzentriert man sich ausschließlich auf sie, läuft man Gefahr, wichtige Behandlungszeit zu versäumen. Auch Pflanzen haben Nebenwirkungen und darüber sollte man Bescheid wissen. Vitamine beispielsweise können – falsch eingesetzt – sogar zu Tumorwachstum führen und bestimmte Heilmittel aus dem Kräutergarten entpuppen sich als gar nicht so harmlos, wenn man weiß, dass sie mit verschiedenen Medikamenten aus der Chemotherapie Wechselwirkungen haben können. Das hat zur Folge, dass sie die Wirkung der Chemotherapie negativ beeinflussen können.

In diesem Zusammenhang kommt auch das Vertrauensverhältnis Arzt-Pfleger-Patient ins Spiel. Viele Betroffene werden nämlich in ihrem Bekanntenkreis mit gut gemeinten Ratschlägen nur so überhäuft, manchmal mit guten Ideen, manchmal mit weniger guten.

Leider ist das Feld der Scharlatane auch auf diesem Gebiet groß, denn es gibt viele skrupellose Geschäftemacher, die die Betroffenen, die verständlicherweise nach jedem Strohhalm greifen, nur abzocken wollen. Beispiele dafür gibt es leider überall.

Umso wichtiger ist es, dass wir versuchen, mit diesem Ratgeber ein wenig Licht in die Vielzahl an Angeboten aus dem Bereich der Naturheilkunde zu bringen. Wir möchten Sie dabei als einen mündigen Menschen durch dieses Dickicht begleiten und aufzeigen, was Sie selbst machen können und was sinnvoll ist.

Es ist dies der Versuch eines ganzheitlichen Ansatzes, der zur Gänze aus der Praxis des klinischen Alltages eines öffentlichen Krankenhauses stammt. Das Meraner Protokoll ist das Ergebnis der Zusammenarbeit der verschiedenen Abteilungen mit dem Ziel, den Patientinnen und Patienten eine optimale Rundumversorgung zuteilwerden zu lassen. Die Ganzheitlichkeit der Behandlung zeichnet dieses Protokoll aus. Eine wissenschaftlich hervorragende onkologische und gynäkologische Betreuung, gepaart mit dem Einsatz einer sehr erfolgreichen Psychoonkologie, Ernährungsmedizin, Bewegungstherapie und Rehabilitation sowie das Bemühen einer sehr gut ausgebildeten Gruppe von Komplementärmedizinern und vor allem auch des Pflegepersonals lassen den Patienten die Ganzheitlichkeit einer onkologischen Behandlung spüren und vermitteln damit auch ein Gefühl der Sicherheit und Geborgenheit. Eine Art Netzwerk, das den Betroffenen mit seinen Schicksalsschlägen immer wieder auffängt und ein Stück des Weges begleitet.

Unser Protokoll stützt sich auf unser Wissen und auf die Erfahrungen, die wir mit unseren Patientinnen und Patienten teilen. Immerhin behandeln wir auf unserer Abteilung für Komplementärmedizin im Jahr fast 3.000 Personen, die an Krebs erkrankt sind. Die dabei gewonnene Datenmenge ermöglicht es uns auch, bestimmte Behandlungsformen ganz genau unter die Lupe zu nehmen und auszuwerten.

Dieses Buch zeigt ein paar dieser unterstützenden und ergänzenden Möglichkeiten aus dem Bereich der Naturheilkunde auf, wie wir sie in der Klinik in Meran anwenden; Methoden, die sich in der Betreuung von krebskranken Menschen in unserem klinischen Alltag der letzten fünf Jahre bewährt haben. Die Informationen richten sich an Betroffene und Angehörige, aber auch an interessierte Ärzte, Pflegerinnen und andere Heilberufe. Wichtig dabei ist uns der direkte Bezug zur praktischen Umsetzbarkeit im Alltag zu Hause.

Natürlich wissen wir, dass sich auch im Bereich der Naturheilkunde immer wieder neue Erkenntnisse ergeben und dass es ständig Möglichkeiten gibt, über neue Entwicklungen nachzudenken und vor allem nachzuforschen. Deshalb können wir keinesfalls Anspruch auf Vollständigkeit erheben. Uns ist es aber ein Anliegen, Ihnen ein paar praktische Tipps für zu Hause mitzugeben.

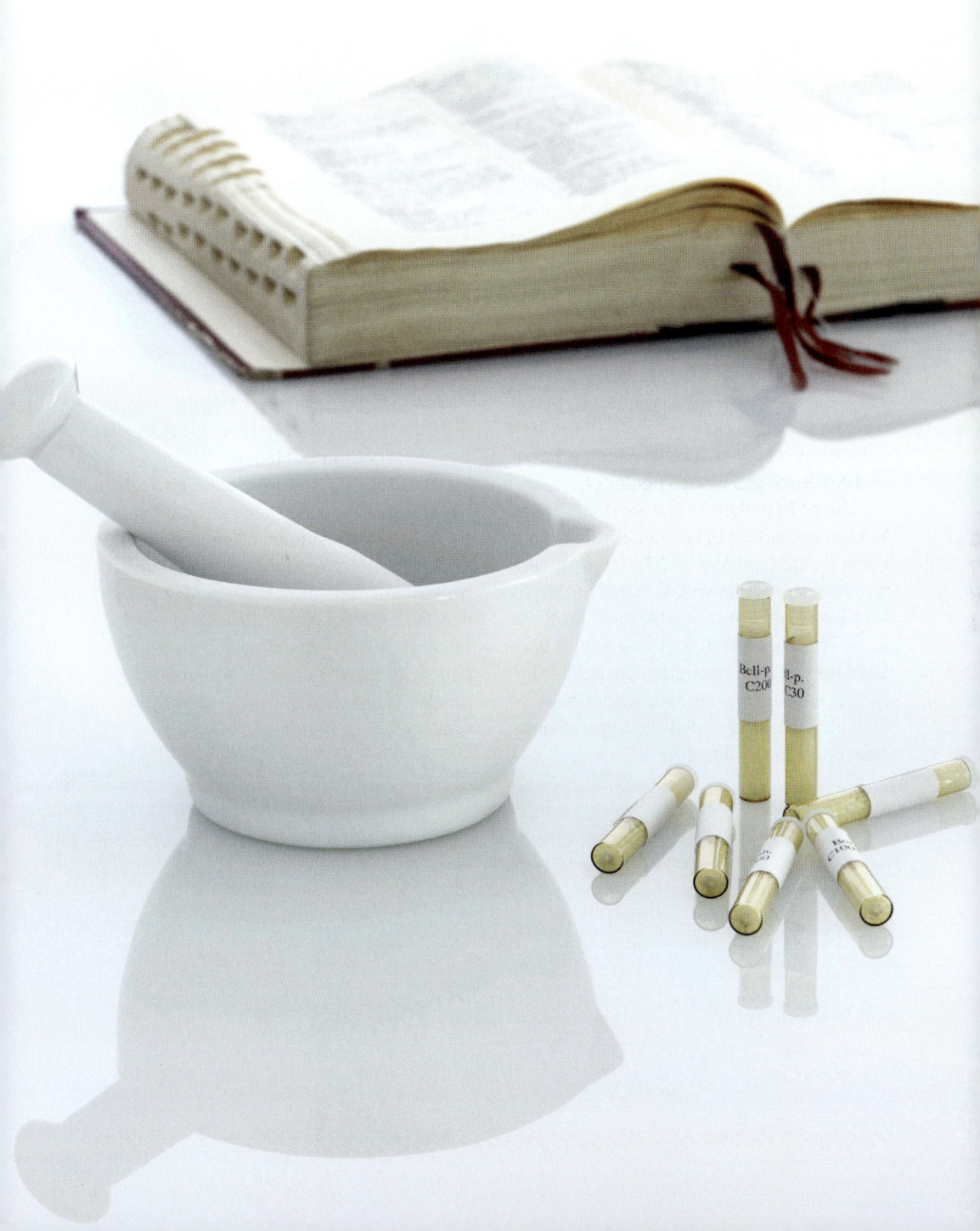

Das Meraner Modell

Mit Ende Januar 2010 hat der Dienst für Komplementärmedizin am Krankenhaus Meran seine Tätigkeit als Pilotprojekt begonnen. Europaweit einzigartig war, dass ein Land für eine komplementärmedizinische Behandlung geradestand. Dieser Beschluss der Südtiroler Landesregierung hat nicht nur in Fachkreisen für europaweites Aufsehen gesorgt.

Einzigartig ist, dass onkologische, in der Autonomen Provinz Bozen ansässige Patienten bei uns die Therapien zur Gänze bezahlt bekommen. Dadurch wird den Patienten zweierlei vermittelt: zum einen, dass keine wie auch immer gearteten „geschäftlichen" Interessen dahinterstecken, denn das vermuten viele Patienten besonders bei sogenannten nicht heilbaren Krankheiten. Noch viel wichtiger aber ist zum anderen, dass alle Patienten, unabhängig von ihrem Einkommen, zu uns kommen können.

Der Dienst für Komplementärmedizin am Krankenhaus Meran funktioniert als Tagesklinik und bildet zusammen mit anderen Abteilungen des Krankenhauses, insbesondere der Gynäkologie, der Psychoonkologie und der onkologischen Abteilung, ein integratives Zentrum. Die einzelnen Abteilungen arbeiten im Interesse der Patienten zusammen und tauschen die Erfahrungen aus. Das belebt das Arbeitsklima und befruchtet gegenseitig. In einem solchen fachübergreifenden, interdisziplinären und „transmedizinischen" Ganzen bekommt auch die Forschung hochinteressante Impulse.

In dieser von Dr. med. Christian Thuile geleiteten Tagesklinik werden pro Jahr an die 3.000 onkologische Patientinnen und Patienten behandelt. Neben der Erfahrung der einzelnen Ärztinnen und Ärzte stützt sich die tägliche Arbeit auf ein gemeinsam erarbeitetes Protokoll und auf eine in Südtirol zum Thema Brustkrebs und Komplementärmedizin durchgeführte Studie.

Das Protokoll ist eine Sammlung von Regeln, die sich auf internationale Studien stützen. Das Meraner Therapieprotokoll regelt die Vorgangsweise bei der Behandlung onkologischer Patienten und richtet sich nach den Therapieprotokollen der Uni-Klinik in Essen sowie der Mayo-Klinik

(Rochester, USA) bzw. des MDM-Cancer-Center (Orlando, USA) und des Sloan-Kettering-Cancer-Center (Ohio, USA). So werden alle Patienten nach einem bestimmten krankheitsbezogenen Standard behandelt, erhalten aber darüber hinaus noch auf jeden Einzelnen abgestimmte Zusatztherapien.

In einer groß angelegten randomisierten Studie mit 275 Brustkrebspatientinnen zur Frage, ob sich eine zusätzliche komplementärmedizinische Behandlung bei Patientinnen mit Mammakarzinom positiv auf die Lebensqualität auswirkt, wurde gezeigt, dass Patientinnen mit Brustkrebs, die im Krankenhaus Meran zusätzlich komplementärmedizinische Behandlung bekommen hatten, eine statistisch signifikant bessere Lebensqualität erreichen konnten. Das heißt in einfachen Worten ausgedrückt, dass es den Patientinnen besser ging und sie die Nebenwirkungen entweder gar nicht bemerkten oder viel leichter ertragen konnten.

Diese Studie wurde gemeinsam mit Frau Prof. Claudia Witt von der Charité Berlin und den Südtiroler Krankenhäusern von Meran, Bozen und Brixen durchgeführt. Die komplementärmedizinische Behandlung der Patientinnen wurde vom Dienst für Komplementärmedizin am Krankenhaus Meran übernommen.

Das Ziel der komplementärmedizinischen Abteilung im Krankenhaus Meran ist es, gemeinsam mit den anderen Abteilungen des Krankenhauses die Patienten wieder auf den Weg der Gesundheit zu bringen. Beim Krebskranken greift die standardisierte Medizin auf Operation, Chemo-, Strahlen- und Antihormontherapie zurück und hilft den Menschen, den ersten Riesenschritt zu tun. Die Komplementärmedizin greift nicht direkt in die Behandlung der Krankheit ein, sie strebt vielmehr an, Lebensqualität und Wohlbefinden der Patienten zu steigern, indem sie das körpereigene Abwehrsystem zu stärken und die Nebenwirkungen von Chemotherapie oder Strahlentherapie zu vermindern versucht. (Die vom Dienst für Komplementärmedizin durchgeführte Studie ist soeben erschienen: Effectiveness of an additional individualized multi-component complementary medicine treatment on health-related quality of life in breast cancer patients: a pragmatic randomized trial; Autoren: Witt, Ausserer, Thuile et al., erschienen am 3.1.2015 in „Breast Cancer Research Treatment", Springer New York 2015.)

Schulmedizinisch standardisierte Krebstherapien

Erfahrung, Wissenschaft und Technik

Auch die Medizin hat sich im Laufe der Jahrhunderte hauptsächlich über Versuch und Irrtum weiterentwickelt. Hatte man zum Beispiel Prof. Sauerbruch dringendst abgeraten, den Brustkorb operativ zu öffnen, sind wir heute doch sehr froh darüber und dankbar dafür, dass er diesen Schritt doch getan hat, entgegen der Meinung und Überzeugung von Medizin und Wissenschaft. Genau betrachtet war seine aus dem heutigen Blickwinkel gesehen historische Tat aber kriminell oder zumindest nicht gesetzeskonform. Vielleicht können aber bahnbrechende Entwicklungen nur mit einer großen Portion Mut vollbracht werden.

Die Summe der erfolgreichen Veränderungen in der Medizin hat sich im Laufe der Zeit zum Standard entwickelt. Der medizinische Standard basiert auf den Ergebnissen von Erfahrung, Wissenschaft und Technik, wurde für das Gemeinwohl eingeführt und beschreibt die Qualität der medizinischen Versorgung im Allgemeinen. Er beinhaltet Regeln und Vorgaben zu Struktur und Ausrüstung, zum Prozess, also zu Anamnese, Diagnose sowie zur Therapie, und schließlich auch die Erfolgskriterien, sprich: was tatsächlich als Therapieerfolg zu bewerten ist.

Der Erfolg ist in der Medizin nicht so leicht zu messen, wie man vielleicht meinen möchte. Deshalb wurden Grenzwerte eingeführt: So zum Beispiel gilt als geheilt, wer fünf Jahre nach der Diagnose Krebs überlebt hat. Alle messbaren und mit statistischen Mitteln nachweisbaren Erfolge wiederum kommen in den Topf der sogenannten evidenzbasierten Medizin (EbM), also derjenigen Methoden oder Heilmittel, deren Erfolg evident, also ersichtlich und augenscheinlich ist.

Wenn sich ein Arzt an die Ergebnisse und Vorgaben der evidenzbasierten Medizin

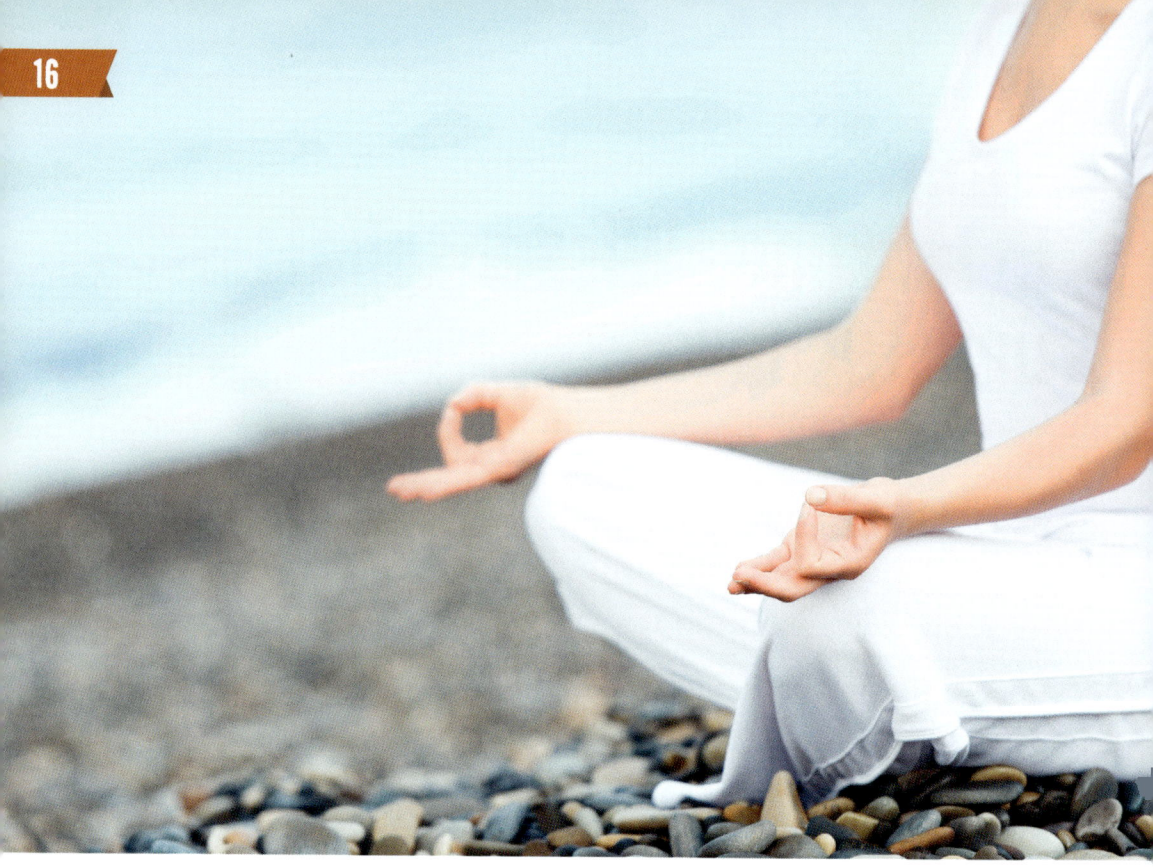

hält, verhält er sich lege artis, also nach den Regeln der Kunst. Das Problem aber ist, dass nach einer Einschätzung des Ehrenpräsidenten der deutschen Bundesärztekammer, Herrn Dr. Jörg-Dietrich Hoppe, bis heute kaum 20 Prozent der ärztlichen Tätigkeit evidenzbasiert sind.

Dazu kommt, dass viele Ärzte den der evidenzbasierten Medizin zugrundeliegenden Leitlinien mitunter misstrauen, weil diese einerseits zu einer schematisch vorgegebenen „Kochbuchmedizin" führen und andererseits nicht aktuell sein könnten.

Trotz dieser durchaus sinnvollen Bedenken ist eine standardisierte Medizin doch eine ganz wesentliche Orientierungshilfe für Patient und Arzt.

In der modernen Krebstherapie haben sich besonders fünf Bereiche als Standard etabliert: der operative Eingriff, die Strahlentherapie oder Radiotherapie, die Chemotherapie und die Antihormonbehandlung, im Volksmund bekannt unter Stahl, Strahl, Chemo & Co. In letzter Zeit haben sich noch die targeted therapies, also „zielgerichtete" Krebstherapien dazugesellt.

Operation (OP)

Eine Operation (lat. operatio = „verrichten") ist ein chirurgischer (gr. cheir = „Hand" und ergon = „Werk, Arbeit") Eingriff mittels geeigneter Instrumente, Geräte und Werkzeuge im oder am Körper eines Patienten. Operative Eingriffe erfolgen in der Regel unter Narkose (gr. narkodes = „erstarrt") mittels eines Anästhetikums (gr. an- = „ohne" und aisthesis = „Wahrnehmung"), also eines sogenannten Betäubungsmittels. Zweck einer OP ist entweder eine Therapie oder, in selteneren Fällen, eine Diagnose.

Sinn einer Krebsoperation ist es, das von Krebs befallene Gewebe gänzlich zu entfernen. Dieses Ziel der Vollständigkeit erreicht der Chirurg noch besser, wenn er außer dem Tumor selbst auch Bereiche des angrenzenden gesunden Gewebes mit entfernt, um so sicherzugehen, dass möglicherweise bereits in das gesunde Gewebe abgewanderte Tumorzellen mit eliminiert werden.

Es ist nicht immer möglich, den Tumor rechtzeitig als Ganzes zu entfernen. So ist zum Beispiel bei Hirntumoren eine OP manchmal auszuschließen, weil man entweder nicht bis zum Tumor vordringen kann, ohne größere Schäden anzurichten, oder weil das Operationsfeld zu nahe an zentralen Funktionsarealen liegt. Eine Operation kann manchmal aber auch gar nicht oder nicht mehr in Frage kommen, weil der Tumor schon zu weit fortgeschritten ist und mit seinem Wachstum in verschiedene Organe eingewachsen ist. Solche Situationen findet man besonders häufig beim Bauchspeicheldrüsenkrebs. Aus diesem Grund ist dieser auch so gefürchtet. Aber auch wenn man den Tumor im Ganzen entfernt und die OP gut verläuft, können einzelne Tumorzellen bereits ins Blut abgewandert sein und später irgendwo im Körper als Metastasen wieder auftauchen.

Strahlentherapie

Die Strahlentherapie wird auch Radiotherapie (lat. radius = „Strahl" und gr. therapeia = „Dienst, Pflege, Heilung") genannt. Strahlen mit hoher Energie wie Gammastrahlen, Röntgenstrahlen oder Elektronenstrahlung werden dazu verwendet, um Zellen zu zerstören. Je punktgenauer, umso besser, da damit das gesunde Gewebe geschont wird. Neuerdings gibt es diesbezüglich auch vielversprechende Versuche mit schweren Ionen, Neuronen und Protonen. Gerade im Bereich der Protonenbestrahlung sind in den letzten Jahren entscheidende Fortschritte erzielt worden. Die Entwicklung hochmoderner Geräte zur Bestrahlung hat die Voraussetzungen dafür geschaffen, dass auch Gewebe im Inneren des Körpers fast schon punktgenau bestrahlt werden können und so das gesunde Nachbargewebe weitestgehend geschont werden kann.

Mit der Strahlentherapie wird das Faktum genutzt, dass Tumorgewebe strahlenempfindlicher ist als gesundes Gewebe. Die Strahlentherapie vor einer Operation nennt man neoadjuvant oder präoperativ, sie soll den Tumor für eine geplante nachfolgende Operation verkleinern, die adjuvante oder postoperative Strahlentherapie kommt nach erfolgter Operation zum Einsatz und soll das Ergebnis einer vorangegangenen Operation sichern und eventuelle Kleinsttumoren, die operativ nicht entfernt werden konnten, vernichten. Schließlich kommt die Radiotherapie auch dann zum Zug, wenn ein operativer Eingriff nicht möglich ist. Oftmals wird die Strahlentherapie auch dafür verwendet, Schmerzen zu lindern, indem man die Tumormasse, die auf schmerzempfindliche Nerven drückt, durch eine gezielte Bestrahlung verkleinert und damit den mechanischen Druck vermindert. Bei bestimmten Indikationen wird die Strahlentherapie in Kombination mit der Chemotherapie eingesetzt.

Die möglichen Nebenwirkungen einer Bestrahlung lassen sich ohne Kenntnis der einzelnen, den jeweiligen Patienten betreffenden Details nicht beantworten, denn diese sind abhängig von der Dosis der Strahlen, von der Größe des bestrahlten Areals und natürlich von der Empfindlichkeit der bestrahlten Organe. Hinzu kommen als Parameter noch der Allgemeinzustand des Patienten und der Grad sowie die Schwere der Krebserkrankung selbst. Oft zieht sich die tägliche Bestrahlung über Wochen hin, und nicht selten ist die Behandlung auch mit längeren Fahrten zur nächsten Strahlenstation verbunden, was eine enorme zusätzliche Belastung für Krebspatienten darstellen kann.

Die meisten Nebenwirkungen bei Bestrahlungen treten nur für eine bestimmte Dauer auf. Zu den häufigsten Nebenwirkungen zählen Appetitlosigkeit, Müdigkeit, Kopfschmerzen, Erbrechen, Übelkeit oder Verdauungsprobleme sowie Schäden an den Schleimhäuten und Verbrennungen an der Haut.

Bei Bestrahlung der Bauch- und Beckenregionen treten häufig Probleme mit der Verdauung auf, es kann zu Bauchkrämpfen, Übelkeit, Blähungen und Winden kommen. Sehr viel kann man in so einem Fall auch mit der richtigen Ernährung regeln, wie die folgende Tabelle zeigt.

ERNÄHRUNGSTIPPS BEI STRAHLENTHERAPIE

Ja	Nein
Wasser, Kräutertee oder Grüntee	Nichts aus dem Kühlschrank, Kaffee, Milch, kohlensäurehaltige Getränke
	Vollkornprodukte (Reis, Brot, Nudeln, Kekse)
Gedünstete Karotten, Zucchini, gekochte Kartoffeln, Hülsenfrüchtepüree oder Fenchel	Rohes Gemüse wie schwer verdauliche Salate
Bananen und wenn möglich geschälte und geriebene Äpfel, Birnen, Kakis, Smoothies	Frisches, schwer verdauliches Obst, geröstete Nüsse
Frühstücksei	Spiegelei, Rührei, Omelett
Laktosefreie Milchprodukte, Joghurt, Frischkäse	Laktosehaltige Milchprodukte (Milch, Topfen, Käse), Eis
Mageres Fleisch (Wild)	Fettes Fleisch (Schwein, Wurstsorten)
Magerer Fisch (Forelle)	Fetter Fisch (Heilbutt, Lachs, Aal)

Chemotherapie (CHT)

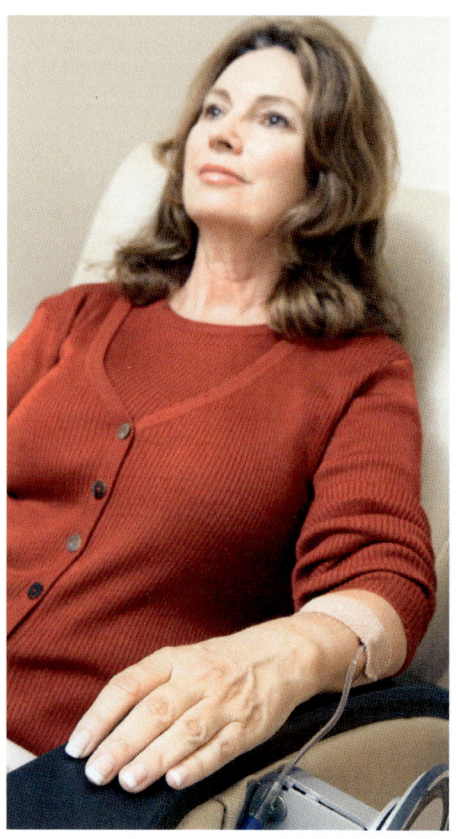

Die „Chemo", wie die Chemotherapie im Volksmund genannt wird, ist eine kurative, adjuvante oder palliative Therapie von Krebserkrankungen mittels Medikamenten und geht auf den Begriff „Chemie" (gr. chimeia = „Metallgießerei, Umwandlung") zurück.

„Kurativ" ist die Chemotherapie dann, wenn man durch die eingesetzten Medikamente eine Heilung anstrebt und erzielen kann.

Als adjuvant bezeichnet man die Chemotherapie, wenn sie beispielsweise nach der Operation zur Bekämpfung von eventuell nicht erreichten und im Körper zurückgebliebenen Tumorzellen eingesetzt wird. Als neoadjuvant wird sie bezeichnet, wenn sie zur Tumorverkleinerung dient und somit zum Beispiel bei einem bevorstehenden chirurgischen Eingriff die Chancen auf Erfolg verbessert.

Die palliative Chemotherapie hat nicht die eigentliche Bekämpfung von nicht mehr als heilbar eingestuften Tumoren zum Ziel, sondern bemüht sich um die Milderung der Krankheit und um die Verbesserung der Lebensqualität.

Die Wirkstoffe der Chemotherapeutika sind meist Zytostatika (gr. cyto = „Zelle" und statik = „anhalten"), also synthetische und somit „chemisch hergestellte" oder aber auch natürliche Substanzen, die das Zellwachstum und noch mehr die Zellteilung hemmen. Diese „Zellhemmer" wirken natürlich nicht nur auf Tumorzellen, sondern eigentlich auf alle Zellen, insbesondere die schnell wachsenden Zellen des Blutes, der Haut, der Nägel und der Schleimhäute.

Zu den häufigsten Nebenwirkungen der Chemotherapie zählen Fatigue (siehe Seite 96), Erschöpfung, Depression, bei Frauen vorzeitige Wechseljahre, Schmerzen, Nervenschädigungen, Knochenmarkschädigungen, Haarausfall, Übelkeit, Erbrechen, Nagelschäden und Probleme mit den Schleimhäuten an Mund, Geschlechtsorganen und im Magen.

Bei der Chemotherapie ist in besonderer Weise auch auf die Ernährung zu achten. Essen Sie langsam, aber dafür öfters am Tag, und kauen Sie gut.

ERNÄHRUNGSTIPPS BEI CHEMOTHERAPIE

Ja	Nein
Viel Flüssigkeit (Wasser, Tee, verdünnte Fruchtsäfte)	Kohlensäurehaltige Getränke, eher kein Früchtetee
Kohlenhydrate (Reis, Nudeln, Kartoffeln)	
Gekochtes Obst und Gemüse	Möglichst wenig rohes Obst und Gemüse
Pflanzliche Proteine (Bohnen, Erbsen, Linsen, Soja vorzugsweise in Breiform)	Tierische Proteine (Fleisch, Eier, Milch, Käse) 1–3 Tage vor und bis zu 5 Tage nach der Chemotherapie
Omega-3-Fettsäuren (Fisch, Lachs, Leinöl, Artischocken, Avocados)	Frittiertes, Geräuchertes und fette Wurst- und Käsesorten

Targeted therapies

Die neuesten Forschungen in der Behandlung von Krebs beschäftigen sich mit dem Verständnis der Kommunikation der Krebszellen untereinander und damit, welche besonderen Wege die Krebszellen zu ihrer Vermehrung verwenden. Mit der Entdeckung der Antikörpertherapie ist es beispielsweise gelungen, ganz gezielt gegen bestimmte Merkmale an der Zelloberfläche der Krebszellen vorzugehen.

Man bezeichnet die Mittel für die gezielte (targeted) Behandlung heute gerne auch als Biologicals, da sie auf typische biologische Vorgänge im Inneren oder Äußeren der Tumorzelle einwirken. Es handelt sich dabei um ein möglichst zielgerichtetes Vorgehen gegen Tumorzellen. So werden zum Beispiel ganz bestimmte Eiweiße mit hoher Abwehrkraft (Antikörper), wie sie auch das Abwehrsystem des Körpers bei Krankheiten einsetzt, dazu benutzt, möglichst zielgenau Tumorzellen zu zerstören. Der Trick dabei ist, dass sich diese Antikörper gegen ganz bestimmte Merkmale richten, die fast nur die Tumorzellen aufweisen. Dabei sollen die gesunden Zellen so gut es geht geschont und Tumorzellen möglichst präzise eliminiert werden.

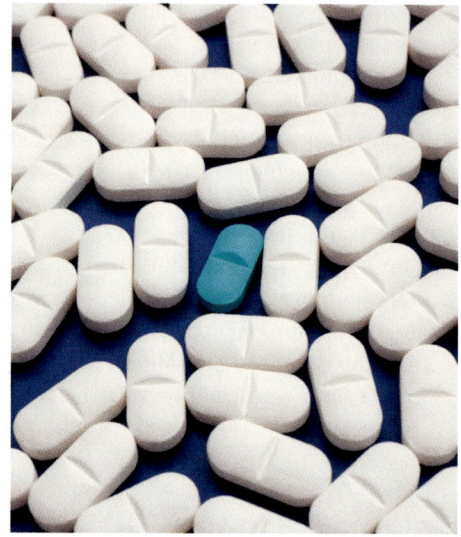

Diese modernen Therapiemodelle nähren die Hoffnung, dass man mit Tumorerkrankungen in Zukunft ähnlich verfahren können wird wie mit Aids. Eine zunächst unheilbar scheinende Erkrankung wird in eine chronische Krankheit übergeführt. Dabei spielt die maßgeschneiderte individuelle Therapie eine ganz entscheidende Rolle. Der Trend der Entwicklung geht in jedem Fall in Richtung Abschied von einer generalisierten Keulentherapie.

Antihormontherapie

Hormone (gr. horman = „antreiben, erregen") sind von dafür spezialisierten Zellen erzeugte Botenstoffe, die auf bestimmte Zielorgane oder Körperfunktionen wie Fortpflanzung oder Wachstum wirken. Nun wachsen aber einige Tumoren unter hormonellem Einfluss intensiver. Und genau hier setzt die Antihormonbehandlung an. Ihr Ziel ist es, körpereigene Hormone auszuschalten, um die Ausbreitung und Vergrößerung eines Tumors zu hemmen.

Die dabei eingesetzten Mittel sind keine Zellgifte, und somit hängen die Nebenwirkungen direkt mit der Funktion des Hormons zusammen, dessen Wirkung gehemmt wird. Die Stärke der Nebenwirkungen hängt von der Dosis und vom Präparate-Typ ab. Mitunter können die Nebenwirkungen nur durch einen Medikamentenwechsel deutlich verringert werden.

Bei der Antihormontherapie geht es immer um hormonabhängige Tumoren. Werden, wie zum Beispiel bei Brustkrebs oder Prostatakrebs, die Geschlechtshormone gehemmt, so treten wechseljährliche Nebenwirkungen auf. Ein Östrogenentzug in der Krebstherapie kann zu Beschwerden wie Ausbleiben der Regel, Jucken und Austrocknung der Scheidenschleimhaut, zu Hitzewallungen, Übelkeit, Erbrechen, depressiven Verstimmungen oder Schlafstörungen führen.

Sogenannte Aromatase-Hemmstoffe können Muskel- und Gelenkbeschwerden auslösen und begünstigen die Entstehung von Osteoporose (Knochenschwund).

Bisphosphonate sind Medikamente, welche zur Knochenstabilisierung bei Osteoporose entwickelt wurden. Bei Tumorerkrankungen sollen sie im Besonderen dafür sorgen, dass die Knochen stabil bleiben, aber auch gewährleisten, dass das Risiko auf Knochenmetastasen herabgesetzt wird bzw. – wenn Knochenmetastasen bereits bestehen – diese abgekapselt werden.

Die aktuellste Entwicklung auf diesem Gebiet ist ein neues Krebsmittel mit dem Namen „xGeva" (Denosumab). Dieser spezifische Antikörper (targeted therapie) verhindert, dass die knochenabbauenden Zellen aktiviert werden. Besonders bei Brust- und Prostatakrebs sowie bei Knochenmetastasen ist xGeva, speziell in Bezug auf das Auftreten oder die Verschlimmerung von Schmerzen, bisher allen anderen Medikamenten überlegen.

Komplementäre Therapien nach dem Meraner Protokoll

Akupunktur, Traditionelle Chinesische Medizin (TCM) und Yamamoto New Scalp Acupuncture (YNSA)

Im Westen ist die Akupunktur (lat. acus = „Nadel" und punctio = „stechen") eine eigenständige medizinische Methode, im Osten neben der Phytotherapie, der Ernährungslehre, den Massagetechniken Shiatsu, Tuina und Anmo sowie den Bewegungstherapien Qigong und Tai-Chi-Chuan lediglich ein Teil des gesamten Heilsystems der Traditionellen Chinesischen Medizin.

Die Akupunktur selbst gibt es in China neben der klassischen Nadelung auch als Akupressur, also als Akupunktur mit den Fingern, und als Moxibustion oder Moxa. Bei Moxa befindet sich auf dem Kopf der Nadel ein Kügelchen mit Beifuß (Artemisia vulgaris) oder Ingwer (Zingiber officinale). Diese Kügelchen werden nach dem Stechen mittels eines Zündholzes angezündet und zum Glimmen gebracht. Damit wird dem behandelten Akupunkturpunkt Wärme zugeführt, die den Heilungsprozess beschleunigen soll.

Alles Denken in der chinesischen Medizin fußt aber auf der Lebensenergie Qi im Wechselspiel zwischen Yin und Yang und der Fünf-Elemente-Lehre. Je ungehemmter und freier das Qi sich an das Naturgesetz von Yin und Yang anpassen kann und imstande ist, über die Meridiane zu fließen bzw. sich im Sinne der Fünf-Elemente-Lehre mit der Energie der einzelnen Organe und ihren Punkten zu verbinden, umso gesünder ist der Mensch.

Die Wirksamkeit der Akupunktur hat im Westen stets für großes Aufsehen gesorgt. Ja selbst das US-Militär hat während und auch nach dem Vietnamkrieg Studien zur Akupunktur gemacht. Der Wiener Professor Johannes Bischko hat 1972 eine Mandeloperation ohne Narkose durchgeführt, nur mit Akupunktur zur Schmerzunterbindung. Diese wurde im Fernsehen übertragen und sorgte für sehr großes Aufsehen. Mit einer speziellen Infrarotkamera konnten auch

Meridiane, also die Bahnen, an denen entlang das Qi fließt, in einem Versuch sichtbar gemacht werden.[1]

Eine groß angelegte Studie in Deutschland (GERAC 2002–2007)[2] hat gezeigt, dass eine Behandlung von Rückenschmerzen mit Akupunktur bessere Ergebnisse zeigt als eine konventionelle Behandlung. Ja selbst Scheinakupunktur, also Akupunktur an mehr oder weniger x-beliebigen Punkten, zeigte noch eine bessere Wirkung als die konventionelle Behandlung.

Mittlerweile wurde die klassische chinesische Akupunktur erweitert durch:

› Die Ohrakupunktur, die von ihrem Entwickler, dem französischen Arzt Paul Nogier, Auriculotherapie genannt wurde. Dabei werden meist sogenannte Dauernadeln, also kleine Nadelköpfe, bis über eine Woche am selben Punkt im Ohr belassen.
› Die Schädelakupunktur des japanischen Arztes Toshikatsu Yamamoto (YNSA – Yamamoto New Scalp Acupuncture). Sie ist auch deshalb besonders gut geeignet, um neurologische Erkrankungen und Schmerzerkrankungen zu behandeln, weil die Punkte auf dem Kopf leicht zu erreichen sind. Die Abteilung für Komplementärmedizin am Krankenhaus Meran ist eines von den drei offiziellen Lehrkrankenhäusern für YNSA in Europa.
› Die Elektroakupunktur folgt den Gesetzen der Akupunktur, nur werden die Nadeln an einen Stromkreis angeschlossen, der leichte Stromimpulse an die einzelnen Punkte sendet. Elektroakupunktur dient der Verstärkung der Effizienz der Nadeln und wird häufig bei Beeinflussung der Schmerzempfindlichkeit oder bei kleineren Operationen als Narkotikum eingesetzt.
› Die Laserakupunktur arbeitet mit einem für die Haut geeigneten Laser und hat gegenüber den Nadeln den Vorteil, dass sie vollkommen schmerzfrei ist. Sie ist also für Kinder und Menschen geeignet, die Angst vor Nadeln haben.
› Die Injektionsakupunktur, auch Mesotherapie genannt, bei der zum Beispiel homöopathische Wirkstoffe in die mittlere (= meso) Hautschicht gespritzt werden.

Aromatherapie

Der Geruchssinn ist der phylogenetisch älteste Sinn des Menschen. Das heißt, dass er sich in der Stammesgeschichte als erster Sinn, lange vor dem Sehsinn entwickelt hat. Vielleicht umschreibt man in der deutschen Sprache deshalb Sympathie oder Antipathie damit, dass man jemanden riechen oder eben nicht riechen kann. In jüngster Zeit sind die sogenannten Pheromone zum Thema geworden. Es handelt sich dabei um Substanzen, die von einem Menschen zum anderen übertragen werden und zum Beispiel so etwas wie Sympathie auslösen können.

Aromastoffe sind schon vor einiger Zeit durch den Film „Das Parfum" in den Mittelpunkt des Interesses gerückt. Bereits im alten Rom war es Usus, eine Art kugelförmiges, etwa orangengroßes Rauchfass mit sich herumzutragen. In dieser mit glühender Kohle gefüllten Metallkugel wurden getrocknete Kräuter verbrannt, der aufsteigende Rauch sollte einen angenehmen Duft verbreiten (lat. per fumum = „durch Rauch").

Nutzt man ätherische Öle zur Steigerung des Wohlbefindens oder zur Behandlung von Befindlichkeitsstörungen, so spricht man von Aromatherapie (gr. aroma = „Gewürz, Duft, Parfüm"). Die Verwendung von aus Pflanzen gewonnenen Duftstoffen ist seit Jahrhunderten bekannt. Zu Hause benutzt man meist Duftlampen oder gibt ein paar Tropfen des gewünschten Duftöls ins Badewasser. Bei Erkältungen hat sich das Inhalieren aromatisierter Dämpfe bewährt – ein altes großmütterliches Heilmittel. Dabei schirmt man den Kopf mit einem Handtuch ab und hält ihn über eine Schüssel mit dampfend heißem Wasser und pflanzlichen Duftstoffen.

Die in diesem Buch angegebene Verwendung von Duftstoffen ist für den Heimgebrauch gedacht, als Möglichkeit, den Raum mittels Duftlampen für einige Tage zu beduften. Dabei handelt es sich somit nicht um Aromatherapie, sondern um Aromapflege. Zu Hause kann man auch gerne einige Tropfen ätherischen Öles in das Badewasser geben, sollte dabei aber darauf achten, dass es nicht zu Hautirritationen kommt. Alle übrigen Anwendungen obliegen der ärztlichen Anordnung, denn ätherische Öle müssen, wie alle anderen medizinischen Wirkstoffe auch, sorgfältig ausgewählt und dosiert werden. Dies gilt insbesondere für Kinder, Schwangere und durch Krankheit geschwächte Personen.

Zur Aromatherapie gibt es zum Beispiel Studien, die belegen, dass mit Duftstoffen psychischer Stress reduziert werden kann.[3]

Bewegungstherapie

Bewegung gehört grundlegend zum Leben. Systematisierte und geregelte Bewegung wird als Sport (engl. disport = „sich vergnügen") bezeichnet.

Bewegung und Sport sind neben der Ernährung und einem bewussten Lebensstil die Garanten Nummer eins für die Gesundheit. Sie stärken die Willenskraft, die Immunabwehr und die Widerstandskraft gegenüber Stress, sie helfen bei Ängsten, lassen einen besser schlafen und verdauen und regulieren Hunger und Durst. Auch während der Krebstherapie sind Bewegung und Sport – allerdings unter ärztlicher Überwachung – zu empfehlen. Da geben sie Lebenskraft und neuen Lebenswillen, sie verringern Fatigue (siehe Seite 96), bauen neues Vertrauen in den eigenen Körper auf und bewirken die Ausschüttung von Endorphinen, also Glückshormonen. Wichtig ist, dass Bewegung und Sport ohne Leistungsdruck und Stress ausgeübt werden. Sich vergnügen sollte das Leitmotiv sein.

Ärzte, Wissenschaftler und nicht zuletzt die Deutsche Sporthochschule Köln empfehlen körperliche Aktivität bei allen Krebsformen. Allerdings muss darauf geachtet werden, dass die jeweiligen Krebserkrankungen und Therapiephasen auch unterschiedlich medizinisch behandelt werden, mit unterschiedlichen Aus- oder Nebenwirkungen. Es ist nicht egal, ob man sich vor, nach oder mitten in einer Chemotherapie befindet, und es hängt auch ganz wesentlich davon ab, welche Medikamente man als Chemotherapeutika erhält. Dies und das Wissen um die jeweiligen Wirkungen vorausgesetzt, steigern Bewegung und Sport die Abwehrfunktion und die Lebensqualität.[4]

Sport in der Prävention, also in der Vorsorge scheint naheliegend allein aufgrund des positiven Effekts auf unser Körperfett, aber in modernen Leitlinien spielt der Sport als eigener Therapieansatz eine immer bedeutendere Rolle. So konnte zum Beispiel durch Studien gezeigt werden, dass Frauen, die sich viermal in der Woche sportlich betätigen (z. B. je 40 Minuten leichtes Joggen), deutlich seltener einen Rückfall erlitten haben als eine Vergleichsgruppe, bei der auf Bewegung und Sport verzichtet wurde.

Ernährungstherapie

Die medizinische Ernährungstherapie stützt sich in erster Linie auf die Ernährungswissenschaft (Trophologie) und somit hauptsächlich auf die Biochemie. Ziel der Ernährungstherapie ist es, den Körper zu stärken oder kräftig zu halten. Eines der Hauptprobleme während der Krebsbehandlung ist der häufig auftretende Gewichtsverlust. Dieser hat zur Folge, dass der Körper auf seine Energiereserven zurückgreifen muss. Es werden die Fettreserven angegriffen, aber auch die wertvollen Eiweiße der Muskulatur verbraucht. Damit schwächt man Muskel und Muskelmasse und in der Folge führt das auch zum gefürchteten Kraftverlust, mit der Konsequenz einer weiteren Lebensqualitätseinschränkung für die Betroffenen. Müdigkeit, Erschöpfung und Kraftlosigkeit sind die Folge. Deshalb ist es besonders wichtig, auf Appetit und richtige Ernährung zu achten. Falsche oder mangelhafte Ernährung schwächt nicht nur das Immunsystem, das während einer Krebserkrankung von immenser Bedeutung ist, sie verschlechtert auch die Infektanfälligkeit und somit die Wundheilung. Die Lebensqualität leidet,

wenn die Ernährung nicht passt, das körperliche wie auch das seelische Wohlbefinden und Gleichgewicht geraten außer Balance. Bei Krebskranken kommt es zudem sehr häufig vor, dass sie sich dauerhaft müde und erschöpft fühlen.

Biochemisch gesehen geht es bei der Ernährung um die Nährstoffe wie Fette und somit Kalorien, es geht um Eiweiße, die Baustoffe des Körpers, und es geht um Kohlenhydrate, zu denen hauptsächlich Zucker und Stärken gehören. Es geht aber auch um Omega-3-Fettsäuren, MCT-Fette und Mikronährstoffe wie Vitamine, Enzyme und Spurenelemente.

Es stimmt, dass man bei einer Krebserkrankung eine übermäßige Zuckeraufnahme vermeiden sollte, es stimmt aber nicht, dass man durch Zuckerverzicht einen Tumor aushungern kann, denn der Körper kann auch andere Nährstoffe in Zucker umwandeln und tut das auch, wenn wir ihm keine Stärke und keinen Zucker mehr zuführen. Wer also übergewichtig ist und seinem Körper weniger weißen Zucker und weißes Mehl zuführen möchte, der macht sicher keinen Fehler, wenn er dabei darauf achtet, diese durch gesündere Zuckervarianten zu ersetzen. Fruchtzucker in Obst und Gemüse ist besser verträglich und somit zu befürworten. Auch bei Kohlenhydraten wie Weißmehl sind Vollwertprodukte vorzuziehen, weil einerseits ihr höherer Gehalt an Vitalstoffen den Körper stärkt, andererseits der höhere Gehalt an Faserstoffen die Verdauung fördert. Trotzdem empfehlen wir Vollwertprodukte in gemahlenem Zustand, weil sie dadurch leichter verdaulich sind.

Es ist auch ein Irrtum zu glauben, dass es so etwas wie eine wirkungsvolle „Krebsdiät" gibt, eine Auffassung, wie sie zum Beispiel von Anhängern einer eiweißarmen Ernährung vertreten wird. Es stimmt aber, dass man mit zielgerichteter und ausgewogener Ernährung sehr viel dazu beitragen kann, dass sich das Gesamtbild zum Positiven verändert und man somit die Krebstherapie unterstützt.

Ernährung und somit Essen ist nicht nur bloße Kalorienaufnahme. Man weiß, dass auch das Auge mitisst. Allein essen kann zwar manchmal angenehm sein, ist auf die Dauer aber nicht erstrebenswert, denn Essen ist ein zutiefst sozialer Akt. Essen hat zu tun mit Teilen, mit gemeinsamem Genuss, hat zu tun mit Ästhetik und Gemütlichkeit. Stress, Hektik, Eile, Hetze,

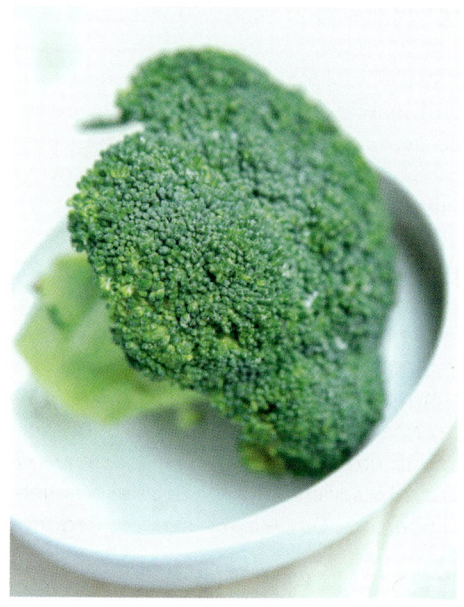

Hast und Ruhelosigkeit sind die Todfeinde von Genuss, Erholung und Entspannung.

Laut einer wissenschaftlichen Untersuchung von Doll und Peto sind 30–35 Prozent aller Krebstodesfälle auf falsche Ernährung zurückzuführen. In erster Linie wird Übergewicht als Hauptrisikofaktor genannt, aber auch mangelhafte Ernährung steht häufig in engem Zusammenhang mit einer Tumorerkrankung. Um schnell einmal für sich zu klären, ob man sich im Bereich des Normalgewichts befindet, kann man den BMI (Body-Mass-Index) anwenden. Diesen berechnet man, indem man das eigene Körpergewicht in Kilogramm durch die Körpergröße in Meter zum Quadrat dividiert. Wiegt man beispielsweise 75 kg und ist 1,60 m groß, so ist 75 durch $1,60^2$ (also durch 2,56) zu dividieren und das macht dann einen BMI von 29,29, womit man somit am Rande zur Fettleibigkeit liegt.

Bei einem BMI unter 16 spricht man von schwerer Mangelernährung. Liegt der BMI bei einem Wert zwischen 16 und 17, handelt es sich um Mangelernährung, zwischen 17 und 18,5 spricht man von leichter Mangelernährung. Das Normalgewicht liegt bei einem BMI zwischen 18,5 und 25,0. Ein BMI zwischen 25,0 und 30,0 bedeutet Übergewicht, bei einem BMI über 30,0 spricht man von Fettleibigkeit.

Eine gesunde und ausgewogene Ernährung ist eigentlich viel mehr eine Krebsprophylaxe denn eine Therapie, aber man kann mit einer entsprechenden Ernährungsumstellung auch sehr gut unterstützend auf eine Therapie einwirken.

Selbst bei ganz alltäglichen Lebensmitteln wie Soja, Baldrian, Ginseng, Johanniskraut, Grapefruit, grünem Tee, Ginko, Son-nenhut oder Curcuma ist aber während einer Chemotherapie Vorsicht angebracht, denn diese können die Wirksamkeit einiger chemotherapeutischer Mittel abschwächen, verändern oder gar aufheben.

Ganz allgemein gilt:
- ↗ Obst
- ↗ Gemüse
- ↗ Vollkornprodukte
- ↗ Nüsse
- → Körpergewicht: BMI 19–25
- → Körperliche Betätigung ohne größere Anstrengung
- → Viel trinken
- → Sich Zeit beim Essen nehmen
- ↘ Fettgehalt über 30 %
- ↘ Geräucherte Lebensmittel
- ↘ Kochsalz
- ↘ Gegrilltes
- 🚫 Schimmlige Lebensmittel
- 🚫 Alkohol
- 🚫 Zigaretten

Im Detail gilt, dass je nach Beschwerde unterschiedliche Schwerpunkte bei der Ernährung zu setzen sind, wie folgende Tabelle zeigt. Generell ist dabei zu beachten, dass sich der Patient mit seinem Arzt beraten sollte.

TIPPS ZU EINIGEN BESCHWERDEN

Appetitlosigkeit	Durchfall	Übelkeit & Erbrechen	Verstopfung
Mehrere kleine Mahlzeiten zu sich nehmen	Viel an Flüssigkeit – über den Tag verteilt – zu sich nehmen	Mehrere kleine Mahlzeiten zu sich nehmen	Viel an Flüssigkeit – über den Tag verteilt – zu sich nehmen
Dem Essen, wo immer es geht, Geschmacksverstärker wie Butter oder Sahne beimengen	Viel Salziges essen und mehrere kleine Mahlzeiten am Tag einnehmen	Bei Erbrechen Flüssigkeitsverlust wieder ausgleichen	Leinsamen, Hafer- oder Weizenkleie dem Essen zugeben
Wenn Hunger aufkommt, auch Fertiggerichte zu sich nehmen	Getrocknete Schwarzbeeren und geschrotete Flohsamenschalen sind empfehlenswert	Trinken Sie über den Tag verteilt kleine Mengen Ingwertee	Trockene Pflaumen oder Feigen, besonders vor dem Frühstück
Empfehlenswert ist Lebertran	Muskatnuss beruhigt den Magen	Umeboshi-Pflaume hilft	Aloe kann helfen
Blütenpollen sind ein guter Appetitanreger	Heilerde bindet überschüssiges Wasser	Probieren Sie, ob Ihnen Cola und Salzstangen guttun	Sennesblättertee hat bereits Paracelsus empfohlen
Appetitanregende Säfte, Wermuttee oder Enziantee in kleinen Mengen trinken	Geriebenes Apfelmus oder Bananenmus, aber kein anderes frisches Obst oder Gemüse	Pfefferminztee nach dem Essen trinken und den Mund damit spülen	Weintrauben oder frisches Sauerkraut können Wunder wirken
Ein Schluck Ingwerwasser kurz vor dem Essen hilft	Karottensuppe nach Moro hilft hervorragend	Gut kauen und langsam essen	Essen Sie Obst, Gemüse und Vollkornprodukte
Lassen Sie sich beim Essen Zeit, und kauen Sie besonders sorgfältig	Hafer- oder Reisschleimsuppen tun gut, oder auch Brottrunk	Trockene Backwaren wie Knäckebrot, Zwieback oder Kekse essen	Faulbaumrindentee oder Leinsamen helfen
Nehmen Sie sich Naschzeug mit	Kartoffelpüree ist zu empfehlen	Kalte Getränke sind vorzuziehen	Brottrunk
Möglichst keine Flüssigkeiten vor und während des Essens zu sich nehmen	Möglichst keine Milch trinken	Zum Essen wenig trinken	Kakao und Schwarztee meiden
Intensive Kochgerüche meiden	Fettes, Blähendes und zu kalte Speisen meiden	Intensive Kochgerüche meiden	Den Stuhldrang nicht verhalten oder aufschieben
	Alkohol, mit Kohlensäure versetzte Getränke und Kaffee meiden	Fettes und Blähendes meiden	Essen Sie keine grobe Rohkost
Bereiten Sie sich auch mental auf das Essen vor	Versuchen Sie, sich auch mental-psychologisch mit dem Problem auseinanderzusetzen	Beschäftigen Sie sich mit dem „Zuviel an …" in Ihrem Leben	Entspannen Sie sich mit Zwerchfellatmung
Bewegung vor dem Essen regt den Appetit an	Sehr hilfreich können Qigong und andere sanfte Bewegungsformen sein	Lassen Sie sich zur Entspannung massieren	Bewegung ist Pflicht, und Darmmassage tut gut

Homöopathie

Die Homöopathie wird von vielen Menschen mit der Pflanzenheilkunde gleichgesetzt oder gar verwechselt. Beide Richtungen haben Gemeinsamkeiten, aber man muss sie trotzdem klar voneinander unterscheiden. Während in der Pflanzenheilkunde die Wirkung auf die Inhaltsstoffe der Pflanze selbst zurückgeführt wird und einem normalen Dosis-Wirkungs-Prinzip unterliegt, werden bei der Homöopathie Verdünnungen verwendet, die zum Teil kein originales Pflanzenteilchen mehr beinhalten. Homöopathen gehen davon aus, dass nicht die Substanz der Pflanze, sondern die in ihr enthaltene Information therapeutische Wirkung hat.

Die Pflanzenheilkunde ist wie ein normales Medikament zu betrachten, die Homöopathie hingegen nicht.

Die Homöopathie (gr. homoios = „gleich, ähnlich" und pathos = „Leid, Schmerz") geht auf den deutschen Arzt Samuel Hahnemann zurück. Er ging davon aus, dass man Ähnliches mit Ähnlichem heilen kann, dass also das, was den Menschen krank macht, ihn auch heilen kann. So wird etwa bei Hautjucken die Brennnessel (Urtica) eingesetzt, weil sie eine Juckreiz auslösende Pflanze ist, oder bei einem Bienenstich das Bienengift (Apis).

In der Homöopathie werden sogenannte „potenzierte" Arzneimittel verwendet. Diese sind in Form von „Globuli", das sind Milchzuckerkügelchen, oder von Tropfen und Salben, seltener in Form von Zäpfchen erhältlich. Die Potenzierung oder Dynamisierung eines homöopathischen Mittels besteht in

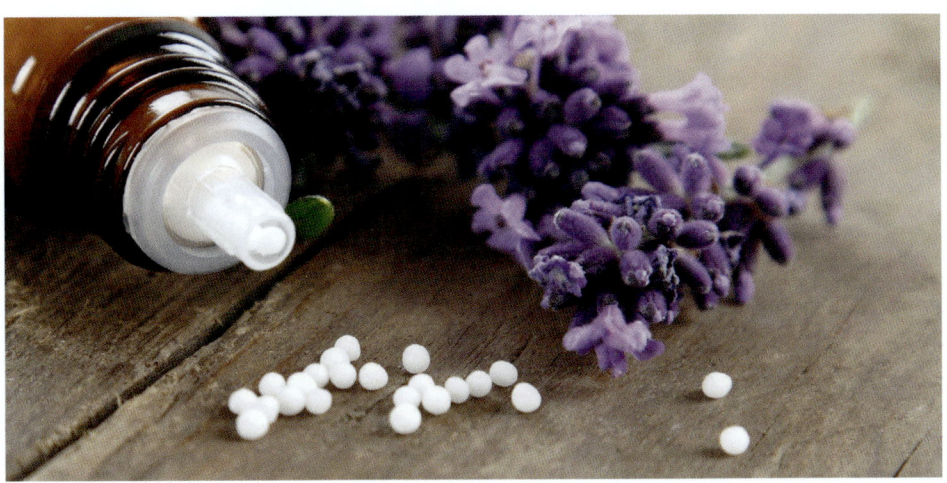

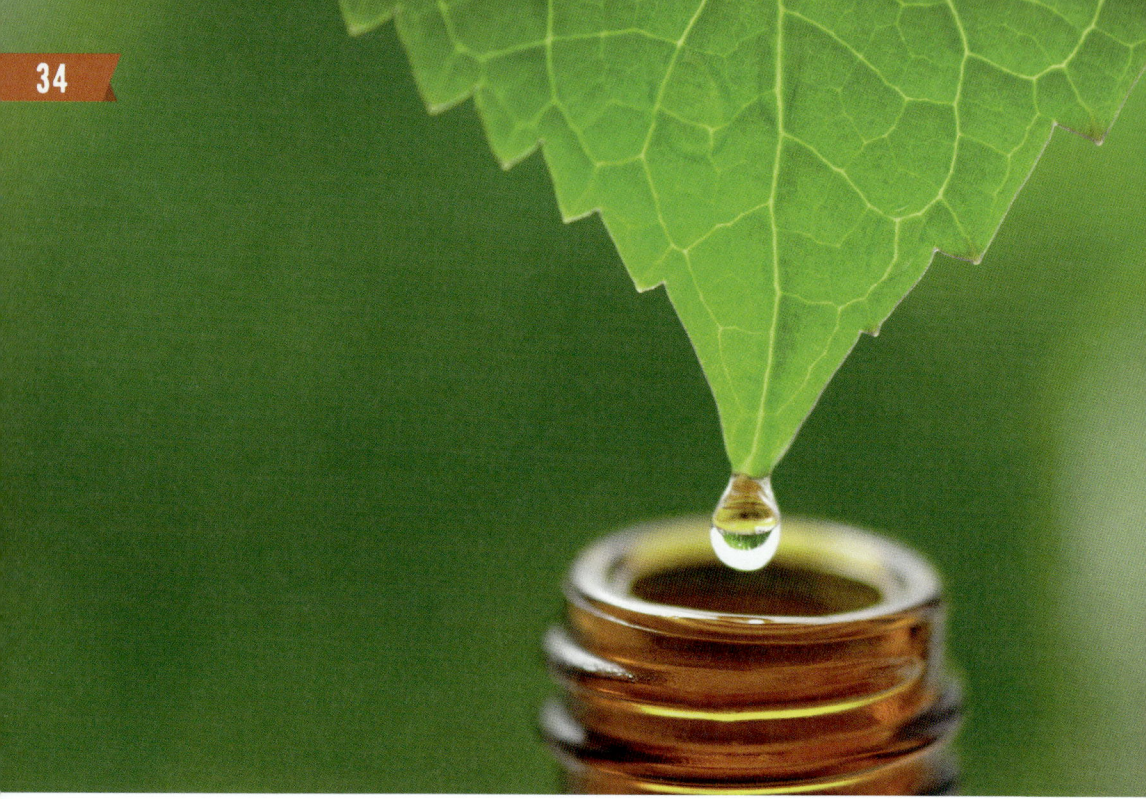

der Verschüttelung einer Ursubstanz, zum Beispiel von Arnikatinktur, mit Wasser im Verhältnis von 1:10 (sogenannte D-Potenzen wie Arnika D6, von lat. decem = „zehn") oder 1:100 (sogenannte C-Potenzen wie Arnika C30, von lat. centum = „hundert").

Nach einer D23, also einer 23-fachen Verdünnung 1:10, kann nach physikalischer Berechnung kein Molekül der Ursubstanz mehr enthalten sein (Loschmidt'sche Zahl). Laut der Homöopathie habe die Substanz ohnehin weniger Heilwirkkraft als die im Heilmittel enthaltene Information. Das ist zwar aus dem Blickwinkel des heutigen Wissenschaftsstandes nicht leicht nachvollziehbar, aber sicher gilt auch hier, „wer heilt, hat Recht". Dass dem so ist, darauf schwören viele Mediziner und Patienten.

Das Ziel der Homöopathie ist es, durch den Einsatz der homöopathischen Mittel die Selbstheilungskräfte des Körpers zu reaktivieren und neu zu mobilisieren.

Homöopathische Mittel werden sehr oft im Sinne einer Selbstmedikation eingenommen, und dagegen ist bei Befindlichkeitsstörungen auch nichts einzuwenden. Handelt es sich aber um ernstzunehmende Krankheiten wie Krebs, sind unbedingt homöopathisch geschulte Ärzte zu konsultieren. Wenn man annimmt, dass homöopathische Arzneimittel eine Wirkung haben, und davon werden wohl all diejenigen, die homöopathische Mittel einnehmen, ausgehen, dann muss einem auch klar sein, dass diese prinzipiell auch schädigen können. Und genau deshalb ist der ärztliche Rat unerlässlich.

Hyperthermie / Kryotherapie

Die therapeutische Hyperthermie (gr. hyper = „über, oberhalb" und thermos = „warm") bezweckt eine Überwärmung des Körpers, ähnlich dem Fieber. Dabei kann die Erwärmung den ganzen Körper betreffen oder nur begrenzte lokale Zonen oder Organe.

Durch die Erhöhung der Temperatur wird im bestrahlten Feld eine verbesserte Durchblutung bewirkt. Dies kann zu einer Schmerzverminderung und zu einer ganz allgemeinen Immunstärkung führen. Die Hyperthermie wird im Einzelfall auch eingesetzt, um einer bislang wirkungsarmen Chemotherapie oder Strahlentherapie auf die Sprünge zu helfen, sie zu unterstützen und somit zur Therapieoptimierung beizutragen.

Über die lokale Hyperthermie zum Beispiel mit einem Hy-deep-600WM®-Gerät kann man ziemlich punktgenau in die Tiefe eindringen und damit bis zum Zielort vorstoßen, ohne benachbarte Gebiete und Zonen mit zu erwärmen.[5]

Die lokale Hyperthermie verbessert die Durchblutung eines Organs im Inneren des Körpers und kann bei gleichzeitiger Verabreichung einer Chemotherapie dazu beitragen, dass deren Wirkstoff das Zielorgan besser erreicht. Zudem wird darüber diskutiert, ob die Hyperthermie auch eine direkte tumorzellschädigende Wirkung hat. In Modellen zeigt sich nämlich, dass Tumorzellen einen höheren Stoffwechsel haben und damit auch mehr Stoffwechselendprodukte die Tumorzelle umgeben. Diese höhere Dichte an leitenden Substanzen im äußeren Zellwasser führt zu einer verstärkten Weiterleitung der Wärmestrahlung an die Tumorzelle. Diese kann so selektiv durch den Einfluss der Wärme geschädigt werden.

Bei uns im Zentrum wird die regionale Hyperthermie in erster Linie zur Schmerzbehandlung eingesetzt, gerade im Bereich des Bauchraumes mit gutem Erfolg. Besonders Spannungen in der Leberkapsel sprechen sehr gut auf diese Behandlungsform an.

Das Gegenteil der Hyperthermie ist die Kryotherapie (gr. kryos = „kalt"), sie verwendet extreme, trockene Kälte und wird hauptsächlich im Bereich der Schmerzlinderung und Entzündungshemmung eingesetzt.

Elektromagnetische Stoßwellentherapie

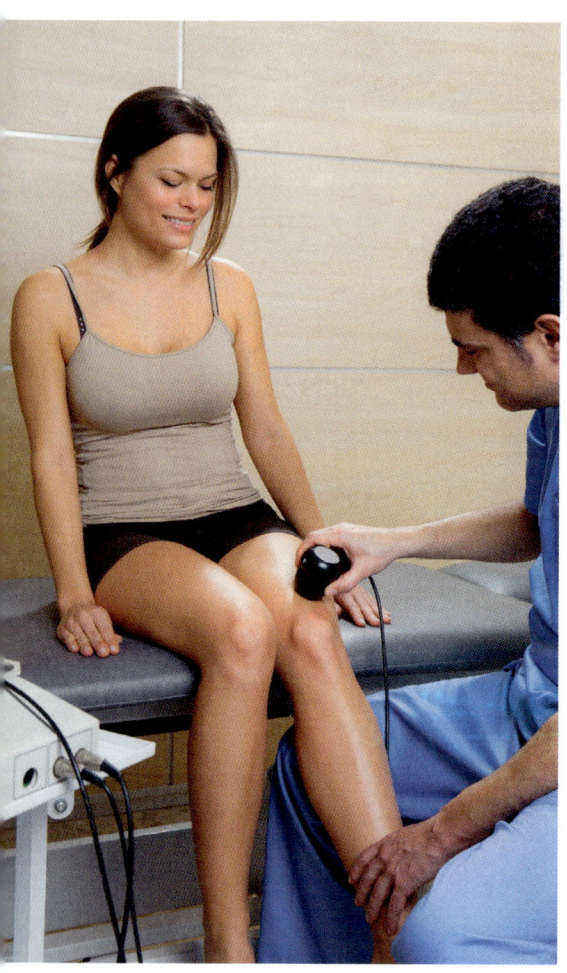

Bei der Magnetfeldtherapie werden die Patienten einem Magnetfeld ausgesetzt. Die elektromagnetischen Stoßwellen fördern Durchblutung und Zellstoffwechsel. Bei dem im Meraner Krankenhaus verwendeten Papimi®-Gerät handelt es sich um eine gepulste, magnetisch erzeugte (induzierte) Stoßwelle mit variabler Frequenz und Leistung. Über eine Behandlungsspule werden kurze elektromagnetische Impulse an die gewünschten Zonen des Körpers gegeben, die vom Patienten als Stromimpulse wahrgenommen werden. Auf diese Weise sollen der Stoffwechsel und der Energiehaushalt der Zelle auf das natürliche Niveau gebracht und die Zufuhr lebenswichtiger Substanzen wieder belebt werden. Selbiges gilt für den Abtransport und das Ableiten von nicht mehr nützlichen Stoffen. Die Behandlung dauert nur einige wenige Minuten und wird sehr oft bei Schmerzen und in der Regeneration von Verletzungen eingesetzt.

Bei uns am Meraner Krankenhaus hat sich gerade auf dem Gebiet der Onkologie dieses Gerät besonders im Bereich der Schmerzbehandlung (zum Beispiel bei Knochenmetastasen) bewährt, zeigt aber auch ausgezeichnete Ergebnisse bei zum Beispiel durch Chemotherapie ausgelösten schmerzhaften Nervenschädigungen (Neuropathien).

Neuraltherapie nach Huneke

Bei der Neuraltherapie nach Huneke wird ein ähnliches Schmerzbetäubungsmittel wie beim Zahnarzt unter die Haut oder in bestimmte durch eine spezielle Diagnose ausgewählte Körperstellen und Organe gespritzt. Dafür gibt es zwei Gründe: Zum einen geht es darum, sogenannte Störfelder, also Narben, entzündete Gewebe oder tote Zähne zu entstören, zum anderen sollen über die sogenannte Segmenttherapie die dem Segment entsprechenden Organe aktiviert werden.

Die Gebrüder Ferdinand und Walter Huneke, die nach eigenen Aussagen diese Therapie durch Zufall entdeckt hatten, folgten der Überzeugung, dass jede chronische Erkrankung, also auch Krebs mit störfeldbedingt sein kann, dass jede x-beliebige Körperstelle zu einem Störfeld werden kann und dass eine durch ein Störfeld bedingte Krankheit auch nur durch die Beseitigung des Störfeldes wieder heilbar ist.

Die Neuraltherapie zeigt bei Schmerzen gute Erfolge, ihre zielführende Anwendung hängt natürlich aber auch stark – so wie bei vielen anderen Therapien – vom Können des jeweiligen Arztes ab.

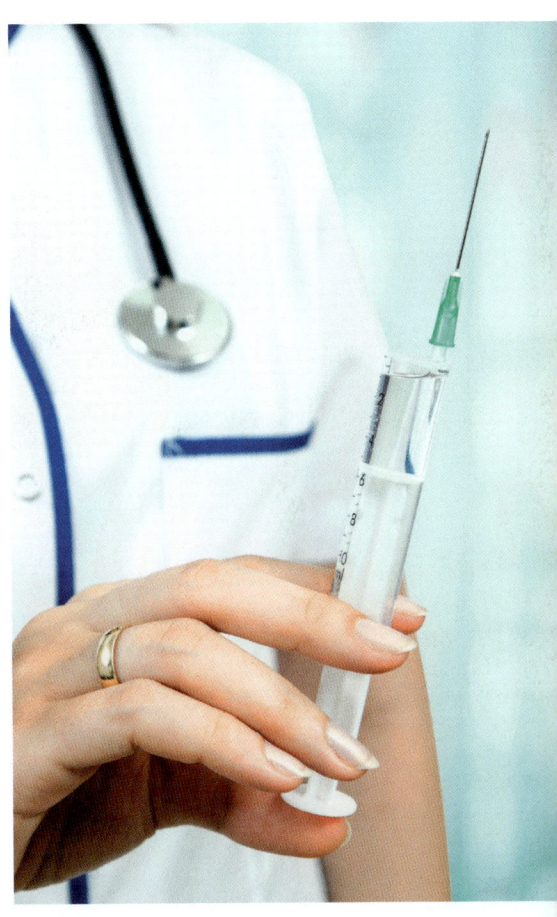

Osteopathie

//

Osteopathie (gr. osteon = „Knochen" und pathos = „Leiden") ist eine therapeutische Methode, die mit bloßen Händen ausgeführt wird. Sie ist in ihrem Ansatz der Manuellen Medizin oder der Chiropraktik sehr ähnlich.

Der Basisgedanke der Osteopathie ist ein sehr einfacher: Leben ist Bewegung und dort, wo Bewegung behindert oder verhindert wird, kann sich Krankheit entwickeln. Deshalb ist es das Ziel der Osteopathie, alle Bewegungseinschränkungen aufzuspüren und dann zu lösen. Das ist bei über 650 Muskeln, die ein Mensch hat, keine Kleinigkeit. Allein im Gesicht haben wir über 50 Muskeln, und allein 17 davon benötigen wir, um zu lächeln.

Gelöst werden die Muskelverspannungen zuerst dadurch, dass man durch einen leichten Druck die Muskeln überhaupt gewahr wird, um dann mit speziellen Trainings die Bewegungseinschränkung dieser Muskeln möglichst dauerhaft und nachhaltig aufzuheben.

Der Begriff „Hartnäckigkeit" zeigt deutlich, dass ein harter Nacken auch etwas mit einem Charakterzug oder typischen Verhalten eines Menschen zu tun hat. Löse ich die Muskulatur im Nacken, verändert sich auch die Hartnäckigkeit. Ähnliches gilt für eine hoch getragene Nase. Hochnäsigkeit ist nur bei einer bestimmten Körperhaltung möglich, und auf dieser Sichtweise beruht im Prinzip der ganzheitliche Ansatz der Osteopathie.

Friedrich Nietzsche hat das in seiner vortrefflichen und gleichzeitig direkten Weise in einem Satz auf den Punkt gebracht: „Man lügt wohl mit dem Munde, aber mit dem Maule, das man dabei macht, sagt man doch noch die Wahrheit."

//

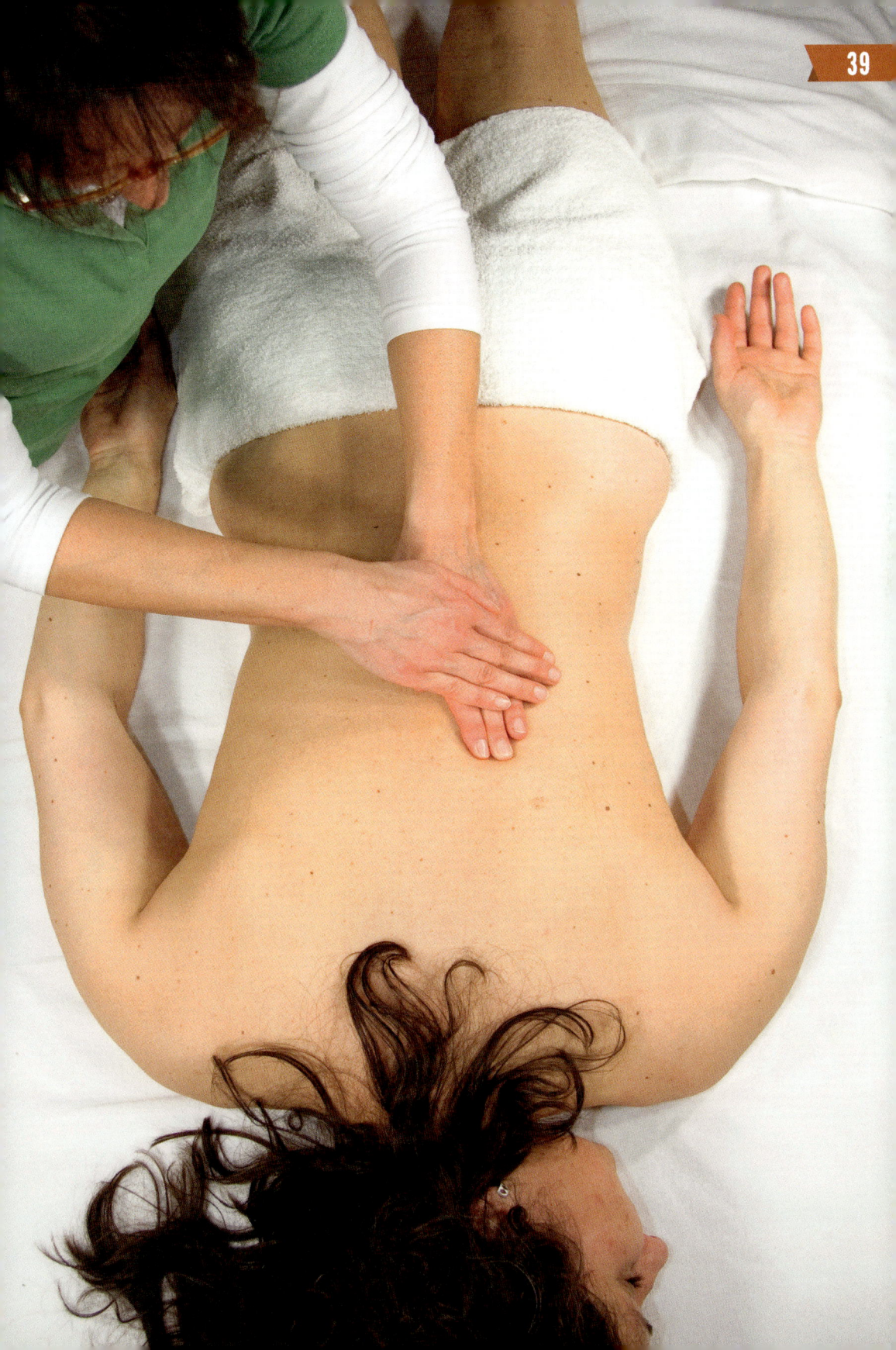

Phytotherapie

Die Pflanzenheilkunde ist wohl die älteste Form der medizinischen Therapie. Ziel der Phytotherapie ist es, Heilpflanzen und ihre Inhaltsstoffe mit therapeutischer Wirkung bei Krankheiten einzusetzen oder sie vorbeugend einzunehmen.

Die Pflanzenheilkunde verwendet entweder die ganze Pflanze oder Teile von ihr, wie deren Samen, Blüten, Blätter, Rinden oder Wurzeln. Der ausgewählte Teil wird je nach Wirkstoff und Anwendungsziel in unterschiedlicher Art zubereitet. Die wichtigsten und gängigsten davon sind:

> Absud oder Dekokt (lat. decoctum = „abgekocht"). Pflanzenteile, meist Hölzer, Rinden oder Wurzeln, werden in kaltem Wasser angesetzt, dann abgekocht und abgeseiht.
> Aufguss oder Infus (lat. infusum = „Aufguss" und infusio = „hineingießen"). Die gewünschten Teile einer Pflanze werden mit sehr heißem oder kochendem Wasser übergossen, für eine bestimmte Zeit ziehen gelassen und abgeseiht. Tee ist ein Aufguss mit Teilen der Teepflanze.

> Mazerat (lat. macerare = „einweichen"). Pflanzenteile, meist von schleimstoffhaltigen Pflanzen wie zum Beispiel dem Eibisch, werden mit kaltem Wasser aufgegossen. Man lässt die Flüssigkeit über Nacht ziehen und seiht sie am Morgen ab. Dies deshalb, weil die Wirkung einiger Pflanzeninhalte, wie zum Beispiel die Schleimstoffe, durch Hitze zerstört wird.
> Salbe (lat. unguentum). Eine Salbe ist umgangssprachlich dasselbe wie eine Creme oder Paste und wird flächig auf Haut und Schleimhäute aufgetragen.
> Tinktur (lat. tinctura = „Färbung"). Extrakt der arzneilicher Auszug aus einem pflanzlichen oder auch tierischen Grundstoff. Als Auszugsmittel wird meist Ethanol, also Alkohol verwendet. Öl nimmt man als Extraktionsmittel, wenn man Salben herstellen will oder die Tinktur direkt äußerlich anwenden möchte.

Bei allen pflanzlichen Heilmitteln ist auf Herkunft und Qualität der Verarbeitung zu achten. Die Wirkung ist abhängig vom

Standort der Pflanze, dem Klima und der Zeit der Ernte. Deshalb hat man Herstellung, Zubereitung und Lagerung auf EU-Ebene geregelt und standardisiert. Phytopharmaka enthalten somit exakt definierte Mengen der jeweiligen Wirkstoffe.

„Natürlich", und darauf wurde wiederholt hingewiesen, ist nicht gleichbedeutend mit „sanft", „gut" oder „ohne Nebenwirkungen". Es gibt hochgiftige Pflanzen wie den Eisenhut (Aconitum), die Tollkirsche (Belladonna), die Nadeln der Eibe (Taxus) oder den gefleckten Schierling (Conium maculatum), aber auch harmlos klingende Pflanzen wie Soja, Baldrian, Ginseng, Johanniskraut, Grapefruit, Grüner Tee, Ginko oder Sonnenhut (Echinacea), die bei einer Krebstherapie ungünstige Folgen zeitigen können.

Die Kräutermedizin genießt vor allem im Alpenraum hohes Ansehen und wird von den Menschen sehr geschätzt. Die Vertrautheit mit Pflanzen und Natur ist der eine Grund, die gute Verträglichkeit der andere. Wissen um Nutzen und Gefahren ist unbedingt notwendig, ganz besonders wenn gewisse pflanzliche Wirkstoffe mit anderen Medikamenten gemeinsam eingesetzt werden. Auch Inhaltsstoffe der

Pflanzen können die Wirkung der Chemotherapie beeinflussen, indem sie beispielsweise den Abbau der Medikamente behindern.

Zwar überwiegt bei den pflanzlichen Arzneistoffen nach wie vor das Erfahrungswissen, die Wissenschaft bemüht sich aber immer mehr, das Wissen über die Wirkstoffe aus der Naturheilkunde zu erweitern. Moderne Pflanzenheilkunde hat mit Großmutters Kräuterküche nichts mehr gemein. Bei den natürlichen Arzneimitteln ist das Herstellungsverfahren entscheidend. Um auf Nummer sicher zu gehen, sollte man pflanzliche Medikamente bevorzugt in Apotheken kaufen, denn nur dann sind Standardisierung und damit gleichbleibende Wirkung gewährleistet.

Direkt für die Krebstherapie ist nur die Mistel in Deutschland generell und in Österreich von manchen Kassen zugelassen. Die meisten anderen wirksamen Pflanzen werden zur Behandlung von Nebenwirkungen der schulmedizinischen Krebstherapie verwendet.

In der folgenden Tabelle finden Sie die wichtigsten Pflanzen, welche im Rahmen der Begleitung von krebskranken Menschen bei uns in der Klinik eingesetzt werden.

PFLANZEN, DIE IM MERANER MODELL BEI KREBS ZUM EINSATZ KOMMEN

Pflanze	Unsere Empfehlung	Anwendungs-gebiete	Beurteilung der Wirkung	Nebenwirkung
Aloe (Wüstenlilie)	als Gel äußer-lich z. B. bei Haut-schäden durch Bestrahlung	Abwehrschwäche Verstopfung Hautschutz	eher gering mittel gut	kann die Wirkung der Chemothera-pie mittels Cispla-tin, aber auch von Herzmedikamen-ten abschwächen, Einnahme wäh-rend der CHT wird nicht empfohlen
Amygdalidin (B17, Leatrile)	eher nicht zu empfehlen	Tumormittel	keine Daten	eventueller Blausäuregehalt
Arganöl	empfehlenswert	gesundes Fett	gesund	nicht zu erwarten
Artischocke	empfehlenswert	Leber und Galle, Blähungen	gut	Darm
Asiatische Pilze	empfehlenswert	Stärkung des Immunsystems	noch experimen-tell, gut	selten, eventuell Übelkeit, Achtung auf Verunreinigungen
Avemar (Weizen-keimextrakt)	im Einzelfall expe-rimentell nutzbar, wenige Studien	Stärkung des Immunsystems	gute Einzelfälle, besonders bei Dickdarmkrebs	selten
Baldrian	empfehlenswert	Schlafstörungen	gut	Übelkeit
BioBran (fermentierte Reiskleie)	experimentell im Einzelfall einen Versuch wert, teuer	Stärkung des Immunsystems	experimentell recht gut	selten
Brennnessel	empfehlenswert	Schmerzen im Bereich der Mus-keln und Gelenke	gut	Allergien
Brokkoli (Indol 3 Carbinol)	möglicherweise empfehlenswert	Schützt gesunde Zellen!	interessante Sub-stanz, noch For-schung notwendig	selten
Cannabis (Hanf)	empfehlenswert	muskelent-spannend stimmungs-aufhellend gegen Übelkeit appetitsteigernd Gewichtsabnahme schmerzhemmend	leicht gut leicht gut gut mittel	Abhängigkeit, Gewöhnung
Capsaicin (aus Pfeffer)	empfehlenswert als Salbe	Schmerztherapie	sehr gut	Hautreizung
Curcumin (Gelbwurz)	empfehlenswert	Vorbeugung gegen Tumoren, verbessert Wir-kung der Chemo-therapie, v. a. bei Resistenzen, regt Leber an	sehr interessante Substanz	ungeklärt

Pflanze	Unsere Empfehlung	Anwendungsgebiete	Beurteilung der Wirkung	Nebenwirkung
Ginko	empfehlenswert	gefäßerweiternd und durchblutungssteigernd, stärkt die Hirnleistung	sehr gut	Wechselwirkungen
Ginseng	empfehlenswert	aktiviert das Immunsystem, stärkt das Leistungsvermögen bei chronischer Müdigkeit, verbessert möglicherweise Überlebenszeit bei Magenkrebs	hochwirksame Pflanze	kann Wirkung von Blutverdünnern erhöhen
Granatapfel	empfehlenswert	enthält Hormone für Wechselproblematik	gut	Vorsicht bei Brustkrebs und hormonpositiven Tumoren
Grüner Tee	empfehlenswert	Vorsorge bei fortgeschrittenem Prostatakrebs	gut	Vorsicht bei hormonpositiven Tumoren
Hopfen	empfehlenswert	Schlaflosigkeit	gut in Kombination mit Baldrian, Melisse	mögliche Wechselwirkung mit Antibabypille
Ingwer	sehr empfehlenswert	Übelkeit	sehr gut	Kontraindikation bei Herzbeschwerden
Johanniskraut	empfehlenswert	leichte bis mittelschwere Depressionen	gut	Achtung: Vorsicht wegen Wechselwirkungen mit Chemotherapie, mindert die Wirkung vieler Medikamente!
Katzenkralle	empfehlenswert	entzündungshemmend vor allem für Gelenke	gut	Kopfschmerzen, Schwindel
Knoblauch	eher empfehlenswert	Herz-Kreislauf, hoher Cholesterinspiegel, hemmt Entzündungen	gut	
Lavendel	sehr empfehlenswert	Angstzustände, Schlafstörungen	sehr gut	Aufstoßen
Leinöl	sehr empfehlenswert	stärkt das Immunsystem, verhindert Gewichtabnahme, beugt Entzündungen vor	sehr gut	
Mariendistel	empfehlenswert	Blähungen, Leber, Galle	sehr gut	

PFLANZEN, DIE IM MERANER MODELL BEI KREBS ZUM EINSATZ KOMMEN

Pflanze	Unsere Empfehlung	Anwendungs-gebiete	Beurteilung der Wirkung	Nebenwirkung
Mistel	empfehlenswert	stärkt das Immun-system, lindert Nebenwir-kungen einer Che-motherapie, hilft gegen Müdig-keit	gut	nicht bei Melanomen und Blutkrebsarten anwenden
Mönchspfeffer	empfehlenswert	Wechseljahrbe-schwerden, Regel-beschwerden	gut	nicht bei hormon-sensiblen Tumoren anwenden
Moosbeere, Cran-berry	empfehlenswert	schützt Blase, hilft bei Blasen-entzündungen	gut	
Nachtkerze	empfehlenswert	Hautausschläge, trockene Haut, Asthma, Wechsel-jahrbeschwerden	mittel	
Noni	derzeit noch kaum empfehlenswert	stärkt das Immunsystem	interessant, allerdings fehlen Studien	möglicherweise Leberprobleme
Pelargonie (Umkaloba Pelargonium)	empfehlenswert	Bronchitis	gut	Magen-Darm-Trakt
Pfefferminze	eher empfehlenswert	Reizdarm	mittel	
Resveratrol	empfehlenswert	stärkt das Immunsystem	interessant	
Rooibos	empfehlenswert	stärkt das Immunsystem		
Rotklee	empfehlenswert	Wechseljahr-beschwerden	mittel	Vorsicht bei hormonsensitiven Tumoren der Brust

Pflanze	Unsere Empfehlung	Anwendungs- gebiete	Beurteilung der Wirkung	Nebenwirkung
Taigawurzel (Eleuterococcus)	empfehlenswert	Erschöpfung	gut	
Teebaum	empfehlenswert	wirkt heilend bei Aphthen im Mund, Pilzinfektionen	mittel	
Teufelskralle	empfehlenswert	Schmerzen im Bewegungs- apparat	gut	
Thymian	empfehlenswert	Husten, Bronchitis	sehr gut	
Tragant (Astragalus)	eher empfehlenswert	Immunsystem, verbessert die Verträglichkeit einiger Chemotherapien, wirkt gegen Erschöpfung	mittel	kann Herz- medikamente beeinflussen
Trauben- silberkerze	empfehlenswert, könnte auch bei hormonabhängi- gen Tumorarten eingesetzt werden	wirkt gegen Wechseljahr- beschwerden, Prostatakrebs	gut	
Weide	empfehlenswert	Schmerzen, Entzündungen	gut	Magen-Darm- Trakt
Weihrauch	empfehlenswert	Schmerzen, Entzündungen, kann bei Gehirn- tumoren abschwellend wirken, unterstützt die Wirkung von Kortison	gut	Magen-Darm- Trakt
Weißdorn	empfehlenswert	Herzschwäche	gut	kann Herzmittel verstärken

Die Mistel

Die Mistel (Viscum album) nimmt bei der Krebstherapie innerhalb der Phytotherapie eine Sonderstellung ein. Dies vor allem deshalb, weil die anthroposophische Medizin (gr. anthropos = „Mensch" und sophia = „Weisheit") sich in besonderer Weise um die Mistel angenommen hat und sie bei Krebs immer mit anwendet.[6]

> Die Mistel als Phytotherapeutikum wird im Winter hauptsächlich von Pappeln (Lektinol®), Apfelbäumen, Eichen und Kiefern geschnitten. Die in Deutschland für die Pflanzenheilkunde ehemals zuständige Kommission E des Bundesgesundheitsamtes hat die „phytotherapeutische" Mistel als Mittel gegen entzündliche Gelenkserkrankungen und im Sinne einer Palliativtherapie bei malignen Tumoren eingestuft und anerkannt.

> Im anthroposophischen Ansatz wird aus der Mistel nicht nur im Winter ein Extrakt gezogen. Die „Sommermistel" hat für die anthroposophische Medizin eine andere Indikation als ihr winterliches Pendant. Zudem wird auch zwischen den einzelnen Wirtsbäumen unterschieden. Apfelbaummisteln werden eher für Tumorpatientinnen verwendet, Eichen- und Kiefermisteln

für männliche Patienten. Darüber hinaus gibt es unterschiedliche Herstellungsformen der bekanntesten Mistelpräparate wie Abnoba®, Helixor®, Iscador® oder Iscucin®. Die einzelnen Behandlungsindikationen wurden von der in Deutschland für die Anthroposophie zuständigen Kommission C erstellt und haben laut dieser eine Indikation für bösartige wie gutartige Geschwulstkrankheiten, für die Anregung der Knochenmarkstätigkeit und die Vorbeugung für Geschwulst-Rezidive.

Die Mistel spielt auch bei uns in Meran eine wichtige Rolle, wir sehen sie in erster Linie als Unterstützung in verschiedenen Bereichen der Krebsbehandlung. Die Mistel kann die Abwehr stärken und Nebenwirkungen anderer Krebsmedikamente abmildern, wie wertvolle Studien auch deutlich belegen. Wir verwenden eine Spritzenkur, wobei die Mistelmedikamente unter die Haut gespritzt werden. Meistens kommt es dabei zu einer Rötung der Haut rund um die Einstichstelle als Zeichen der Aktivierung des Immunsystems. Die Größe dieser Rötung gibt Auskunft über die richtige Dosierung des Mittels. Wer mit einer Misteltherapie beginnt, der sollte auch wissen, dass diese Therapie oft über einen sehr langen Zeitraum durchgeführt werden muss. Dieser kann

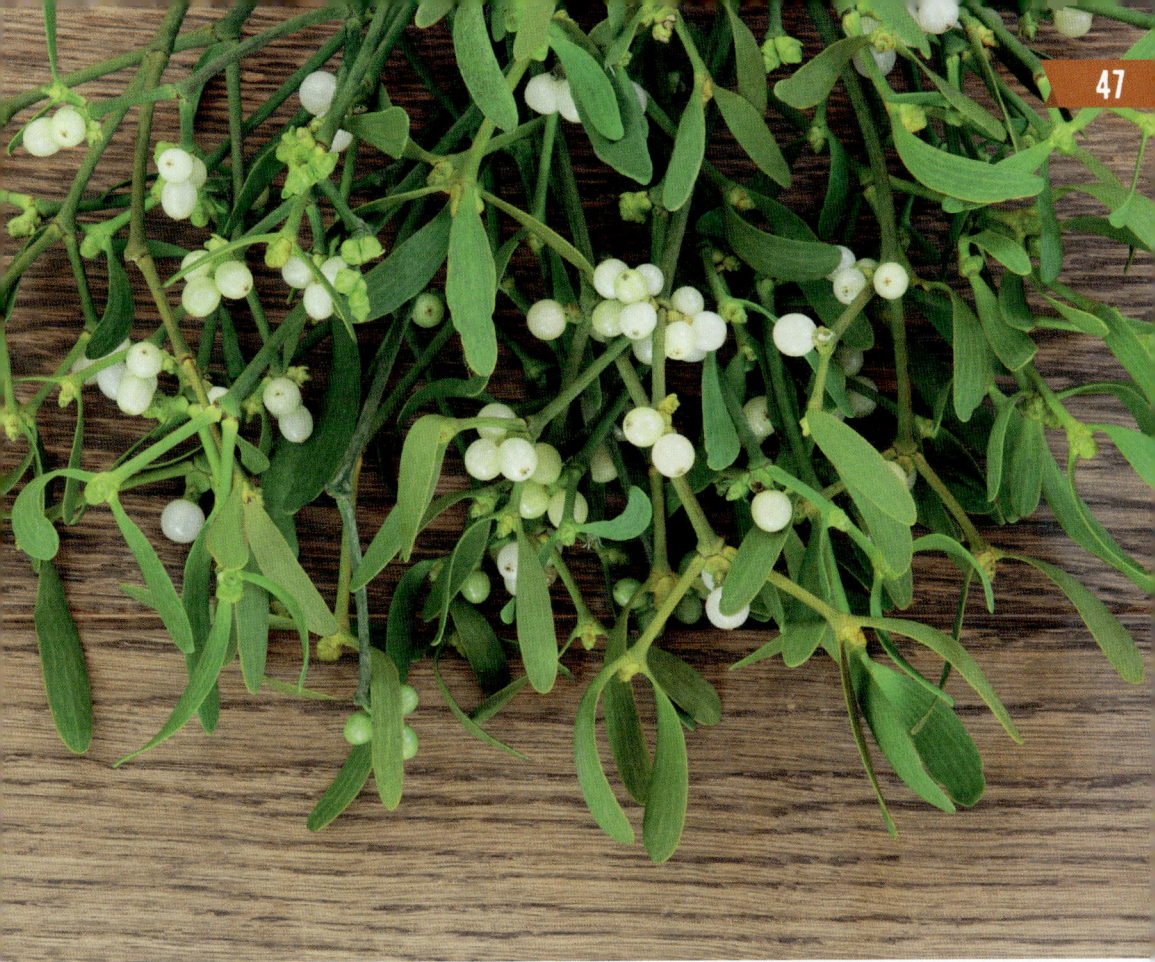

sich manchmal über mehrere Jahre erstrecken. Normalerweise beginnt man mit Zyklen von zwei Serien, die über einige Wochen verabreicht werden. Während dieser Zeit gibt man dreimal pro Woche eine Spritze, überwacht aber immer, ob die Rötung nicht allzu stark ausfällt. Ist die Rötung zu klein, kann die Dosis erhöht werden, ist sie zu groß (über Handtellergröße hinaus), dann sollte man die Dosis reduzieren. Allerdings kann es auch vorkommen, dass diese gewünschten Reaktionen während der Chemotherapie ausbleiben, weil in dieser Zeit ja das Abwehrsystem in Mitleidenschaft gezogen ist. Aus diesem Grund beginnen wir auch nicht während einer Chemotherapie mit der Mistelbehandlung. Entweder wir beginnen – natürlich immer in Absprache mit den Onkologen – vor der Chemotherapie und ziehen die Behandlung dann durch, oder wir starten erst nach der Chemotherapie. Wechselwirkungen, das zeigen neueste Erkenntnisse, hat die Mistel mit anderen Krebsmedikamenten kaum.

Psychoonkologie

Die Notwendigkeit einer psychologischen Beratung und Behandlung ergibt sich eigentlich bereits aus der psychischen Situation der Krebspatienten. Ziel der psychoonkologischen Intervention ist es, möglichst zu verhindern, dass sich aufgrund der enormen Belastung neben der Krankheit Krebs noch eine psychische Störung entwickelt. Solche parallel laufenden Krankheiten, wenn sich also zu einer bereits festgestellten Krankheit noch eine zweite dazugesellt, nennt man Komorbidität.

Die Psychoonkologie achtet auf Befindlichkeit und Lebensqualität der Patienten.[7] Sie versucht, die mentale Verarbeitung der Krankheit in lösungsorientierte Bahnen zu lenken, und sichert die psychischen Ressourcen der Patienten. Angst, Panik, depressive Verstimmungen, Hoffnungslosigkeit, Trauer, Schlafstörungen, Arbeitsausfälle, sinkendes Selbstvertrauen und Selbstwertgefühl können Begleiterscheinungen jeder lebensbedrohenden Krankheit sein.

Es gilt also, wieder das Vertrauen in den eigenen Körper aufzubauen, Lebensziele wieder neu zu entwickeln, die Patienten im Konfliktmanagement zu schulen und zu stärken. Vielen Patienten hilft die Öffnung zum Weg der Spiritualität.

Dies alles kann in Einzelgesprächen ablaufen, zeigt aber meist in Gruppen die größeren Erfolge. Wichtig ist, dass die psychotherapeutische Intervention professionell angeboten wird, weil sich sonst der Effekt besonders in der Gruppe sehr leicht ins Gegenteil drehen kann.

Gerade im Bereich kritischer Krankheiten haben sich seit jeher viele Methoden breitgemacht, deren Effizienz manchmal mehr als zweifelhaft ist. Magische Geistheilung, Gesundbeten, Handauflegen, Exorzismus sind Beispiele dafür. Solange damit keine körperliche Heilung in Aussicht gestellt oder versprochen wird, der Patient diese Methoden als willkommene mental-psychologische Hilfe betrachtet und das Gefühl hat, dass es ihm guttut, ist dagegen auch nicht viel einzuwenden. Äußerst problematisch wird es allerdings, wenn daraus eine wie auch immer geartete Abhängigkeit und Heilungsidee entsteht.

Sehr hilfreich, im Sinne der Heilungskräfte, kann neben Entspannung, Imagination und Meditation auch das Gebet sein. Menschen, die beten, stellen einen Vertrauenskontakt zu einer anderen Wesenheit her, sie betten den Sinn des Lebens in einen größeren Zusammenhang und weiten damit ihren Blickwinkel. Beten heißt auch, sich in Vertrauen mit gestärkter Hoffnung fallen lassen zu können.

› O. Carl Simonton hat für von Krebs betroffene Menschen ein Trainingsprogramm zur Stärkung der Selbstheilungskräfte entwickelt. Damit soll die Wirksamkeit von Behandlungsmaßnahmen potenziert werden. Die Simonton-Methode stützt sich zu Beginn darauf, drei Entscheidungen zu treffen:

  › Für mich klären, ob ich aktiv am Heilungsprozess mitarbeiten will, um die Chance zu nutzen. Dieser Gedanke, diese bewusste Entscheidung kann zu einer enormen Kraft anwachsen!

  › Für mich klären, was ich wirklich will. Über den allgemeinen Wunsch, wieder gesund zu werden, hinaus sollten die ureigenen Bedürfnisse und Wünsche aufgespürt werden, um diese dann auch zu leben.

  › Für mich klären, wie ich mit der Zeit umgehen werde. Nicht Zeit haben wollen, sondern sich Zeit nehmen, die man dafür braucht, dass man sich gut fühlen kann.

› Bei der Simonton-Methode geht es um geführte Imaginationsübungen. Im Zustand vertiefter Entspannung stellt man sich das gewünschte Ergebnis (z. B. eine kleine Reise) oder den nächsten notwendigen Schritt dorthin vor. Das Gefühl, das man dabei empfindet, sollte ein positives sein. Sich vorzustellen, wie etwa das eigene Immunsystem als King Kong die bösen Krebszellen verschlingt, ist nicht unbedingt zielführend. Überhaupt wäre es besser, wenn man nicht auf die kriegerische, in der Medizin häufig übliche Terminologie zurückgriffe. Da kämpft man gegen Krebs und möchte ihn besiegen, man spricht von Killerzellen und glaubt, den Kampf zu verlieren. Besser ist es, sich auf die eigenen positiven Fähigkeiten zu besinnen und die eigene Lebensfreude zu steigern.

› Edmund Jacobson, ein US-amerikanischer Arzt, hat die Progressive Muskelrelaxation begründet. Dabei geht es darum, dass man Muskeln des Körpers für etwa zehn Sekunden anspannt und dann für eine Minute entspannt. Dieses Spiel zwischen Spannung und Entspannung bringt eine große Beruhigung mit sich. Man beginnt mit den Händen, wechselt über zu den Armen, fährt mit der Muskulatur des Gesichtes fort, wendet sich dann den Muskeln von Nacken, Schultern und Bauch zu und spannt und entspannt schließlich die Muskulatur der Beine und Füße.

Shiatsu, Fußreflexzonen- massage, Lymphdrainage, Healing Touch

Shiatsu ist eine japanische Körpertherapie, deren Name so viel bedeutet wie „Finger- druck" und die in ihren Grundzügen auf die chinesische Massage Tuina zurückgeht. Die Behandlung wird allerdings nicht nur mit den Fingern ausgeführt, vielmehr wird der gesamte Körper eingesetzt. Der Therapeut arbeitet nicht so sehr mit der Kraft seiner Muskeln als mit seinem Körpergewicht. Ziel ist es, einen energetischen Kontakt zum Patienten herzustellen, eine Beziehung zum Patienten aufzubauen, die es ermöglicht, dass die Energie, das Qi im Körper wieder frei fließen kann. Shiatsu wird bei uns auf der Abteilung hauptsächlich zur Behand- lung von Schmerzen und Verspannungen eingesetzt.

Die Fußreflexzonenmassage geht davon aus, dass sich der ganze Körper mitsamt seinen Organen auf der Fußsohle wider- spiegelt. So befindet sich zum Beispiel das Auge auf dem Ballen der zweiten und drit- ten Zehe oder das Zwerchfell zirka in der Mitte der Fußsohle, leicht auf deren Innen- seite. Durch Reizung und Drücken entspre- chender Fußsohlenzonen werden die Funk- tionen der ihnen entsprechenden Organe wieder harmonisiert und belebt. Ein beson- derer Vorteil dieser Massageform besteht darin, dass nur die Füße entkleidet werden müssen und man diese Massage so gut wie überall und ohne Hilfsmittel oder eigene Liegen durchführen kann.

Die manuelle Lymphdrainage ist eine besondere Massageart, die hauptsächlich bei der Entstauung von Ödemen zur Anwen- dung kommt, insbesondere nach einer Tumor- oder Lymphknotenentfernung oder nach einer Strahlenschädigung. Meist wer- den Lymphödeme der Extremitäten, also der Arme und Beine, behandelt. Die manu- elle Lymphdrainage kann zu einer deutli- chen Verkleinerung der Ödeme führen. Die Kombination mit einem Kompressionsver-

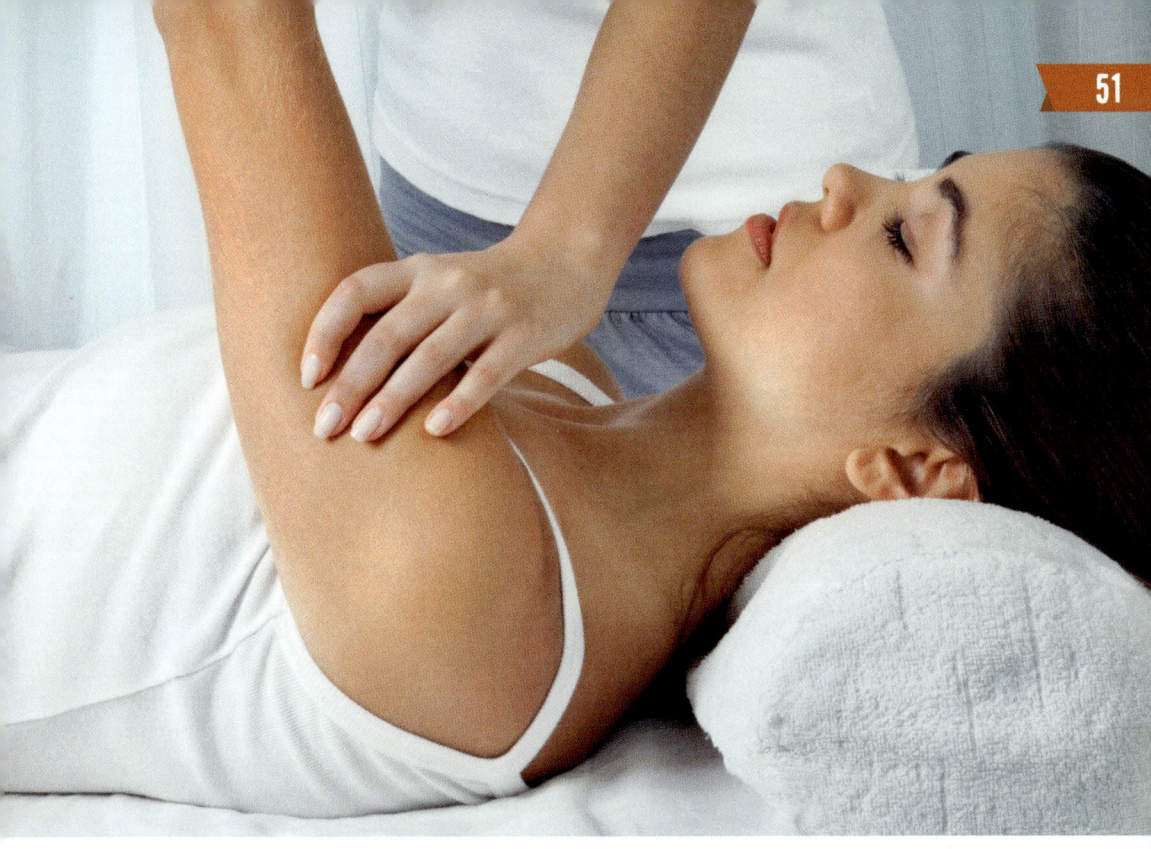

band und entsprechender Bewegungstherapie führt zu einer klaren Erfolgsoptimierung der Therapie und zu einer deutlichen Besserung des Allgemeinbefindens. Man kann sich die Lymphdrainage so vorstellen, dass die gestaute Flüssigkeit mit den Fingern und der Hand Zentimeter für Zentimeter derart verschoben wird, dass sie vom Körper wieder aufgesaugt werden kann.

Healing Touch: Diese heilsame Form der Berührung ist eine energetische Behandlung mit dem Ziel, die Selbstheilungskräfte dadurch zu stärken, dass man physische wie psychische Blockaden über die Berührung zu lösen versucht. In einer Metastudie wurden 68 klinische Studien[8] mit unterschiedlichen Energietherapien wie Healing Touch, Reiki oder Therapeutic Touch gegenübergestellt. Zehn dieser Studien sind bei Tumorpatienten durchgeführt worden und vier davon untersuchten die krebstherapieabhängige Schmerzsymptomatik. Daraus ließ sich schlussfolgern, dass für Healing Touch in puncto Verbesserung der akuten Schmerzsymptomatik eine Evidenz vorliegt. Bei unseren Patienten kommt Healing Touch besonders bei Schlafstörungen gut an.

Vitamine & Co – die Welt der Vitalstoffe

Wenn wir von Mikronährstoffen sprechen, dann gehören ganz wichtige Gruppen dazu. Bekannt sind die Vitamine und Mineralstoffe, aber für unser Protokoll wesentlich sind auch die Aminosäuren, die essentiellen Fettsäuren, die Enzyme, die Prä- und Probiotika sowie die sekundären Pflanzenstoffe.

Die Orthomolekularmedizin hat eine Verabreichung von Vitaminen, Spurenelementen, essentiellen Fettsäuren wie Omega-3, Aminosäuren und Mineralstoffen zum Ziel, die in der Dosierung weit über das hinausgeht, was der menschliche Körper über die Ernährung imstande wäre aufzunehmen. Ein biochemisches Ungleichgewicht im Körper führt nach Ansicht der Orthomolekularmedizin direkt zu Krankheiten. Dieses Ungleichgewicht kann durch Hinzunahme von Nahrungsergänzungsmitteln ausgeglichen werden.

Der Begriff Orthomolekularmedizin ist heutzutage immer noch nicht allen Medizinern geläufig. In der Komplementärmedizin nimmt sie aber einen gewichtigen Platz ein und beschreibt die richtige Verwendung und Funktion der einzelnen Vitamine, Spuren-

elemente und Mikronährstoffe in unserem Körper. Wir wissen heute, dass genau diese Welt der Vitalstoffe und deren Gleichgewicht für das Wohlergehen des Menschen extrem wichtig sind. Trotzdem oder gerade deswegen ist es auch unerlässlich, Möglichkeiten und Grenzen dieses Bereiches zu kennen.

Vitamine

Vitamine müssen mit der Nahrung aufgenommen werden, sie sind essentiell, das heißt, der Körper kann sie nicht selbst herstellen. Vitamine sind an sehr vielen Reaktionen im Stoffwechsel federführend beteiligt, sie regulieren die Verwertung von Kohlenhydraten, Eiweißen und Mineralstoffen, stärken das Abwehrsystem und sind unerlässlich beim Aufbau von einzelnen Zellen, von Gewebe, Blutkörperchen, Knochen und Zähnen. Besonders während einer Chemotherapie und Strahlentherapie ist darauf zu achten, dass es zu keinem Vitaminmangel kommt.

Vitamine haben zunächst einmal einen sehr positiv besetzten Nimbus, und im Grunde auch zu Recht, denn Vitaminmangel kann schwerwiegende Krankheiten zur Folge haben. Vitamin-A-Mangel zum Beispiel führt zu Problemen beim Nachtsehen, Vitamin-D-Mangel im Kindesalter zu schwersten Wachstumsstörungen, und wenn Vitamin C fehlt, leidet das Bindegewebe so extrem darunter, dass man von einem eigenen Krankheitsbild, dem Skorbut, spricht. Wenn es an Folsäure und Vitamin B_{12} mangelt, kann sich eine schwere Form der Blutarmut entwickeln, und wenn ein bestimmtes Vitamin aus der B-Gruppe fehlt, können schwerste neurologische Ausfälle die Folge sein. Auch wenn also die Vitamine noch so klein und unbedeutend wirken mögen, im Bild der großen Medizin sind sie es auf keinen Fall. Umgekehrt ist es auch nicht ungefährlich, wenn wir Vitamine im Übermaß zu uns nehmen, denn die landläufige Meinung, dass man nicht zu viele Vitamine haben könne, stimmt nur bedingt. Das Ziel auf dem Gebiet der Vitalstoffe ist also die Ausgewogenheit. Nach dem Meraner Protokoll geben wir Vitamine nur, wenn ein Mangel im Blut nachgewiesen werden kann und die Gabe selbst kein Risiko darstellt, zum Beispiel für ein Tumorwachstum.

Die gute Nachricht vorweg: Wer sich ausgewogen ernährt, mit genügend Obst

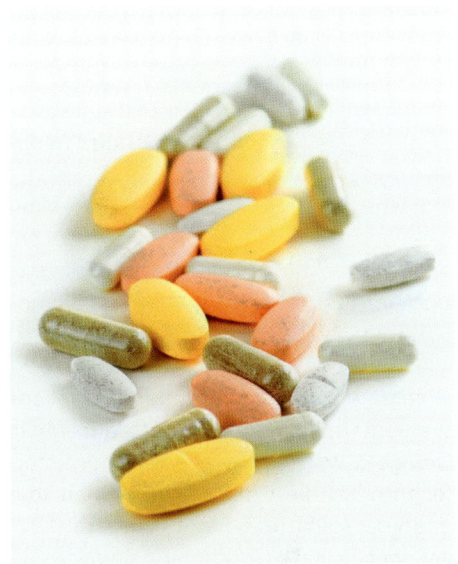

und Gemüse, dem werden die Vitamine selten fehlen. Allerdings wird immer wieder behauptet, dass man keine Vitamine zusätzlich benötigen würde. Das ist freilich bei Krebserkrankungen nicht ganz richtig, denn es ist bekannt, dass kranke Menschen deutlich mehr wichtige Nährstoffe wie Vitamine benötigen. Hinzu kommt, dass gerade krebskranke Menschen sehr häufig unter einer ausgeprägten Appetitlosigkeit leiden und somit die Zufuhr von Vitaminen

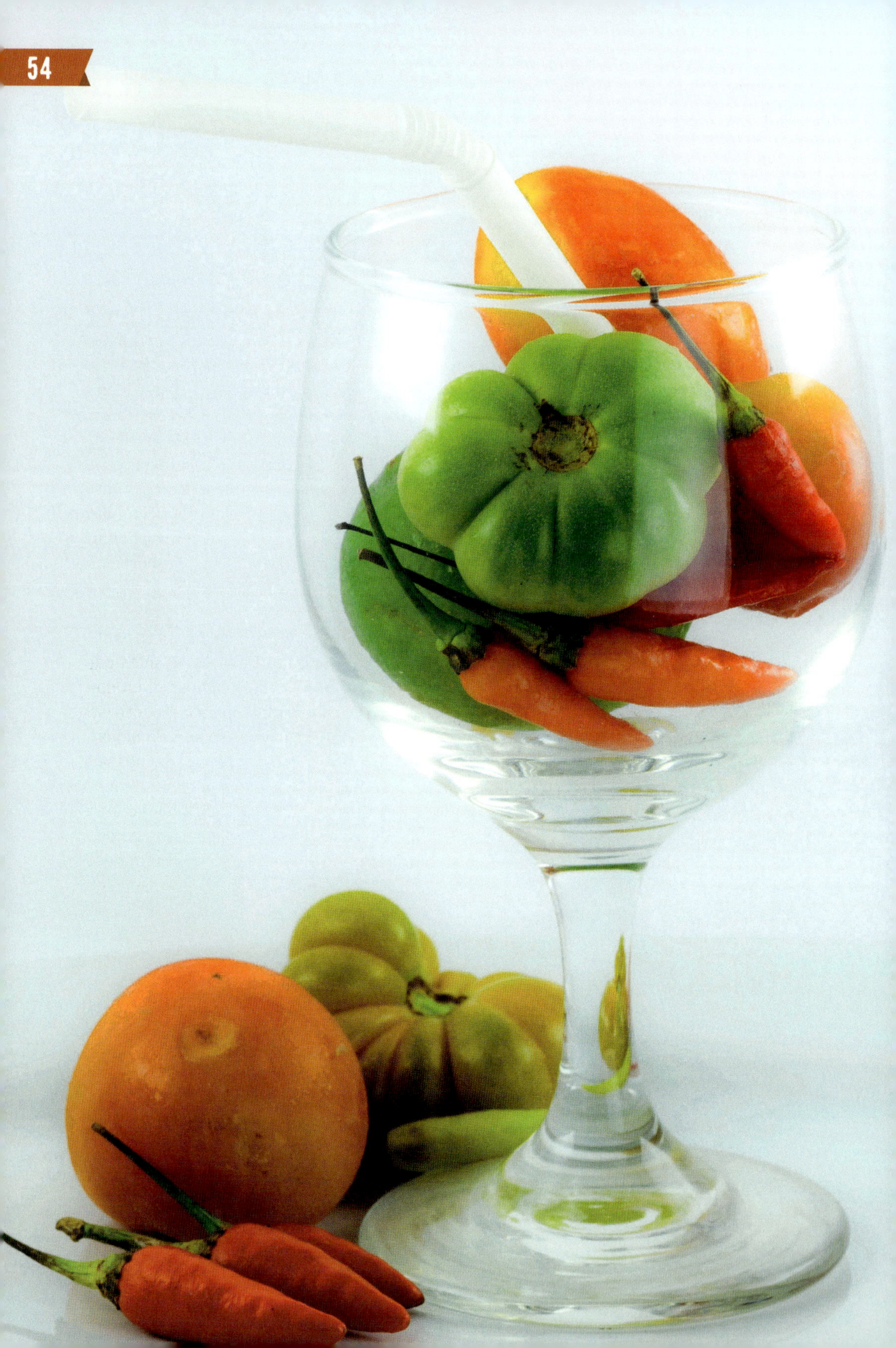

und anderen Mikronährstoffen deutlich herabgesetzt ist. Als erschwerend wirkt, dass sehr viele Menschen gerade bei Chemotherapie und Strahlentherapie ihren Verdauungstrakt derartig belasten, dass vielfach auch die Aufnahme aus der Nahrung eingeschränkt ist.

Es gibt sogar Untersuchungen zu bestimmten in sehr hohen Dosen verabreichten Vitaminen, die bestätigen, dass fettlösliche Vitamine wie Vitamin A oder Vitamin E nicht bedenkenlos gegeben werden dürfen und es bei einer „Überdosis" sogar zu einer Zunahme von bestimmten Krebserkrankungen (Speiseröhrenkrebs) kommen kann.

Wenn in Bezug auf die Gabe einzelner Vitamine auch kritische Stimmen laut werden, dann muss man grundsätzlich die Frage stellen, ob man Vitamine überhaupt gesondert beurteilen kann oder darf oder ob es nicht unerlässlich ist, die Vitamine in ihrem Wechselspiel untereinander und im Zusammenhang mit dem Körperganzen zu betrachten. Dies gilt auch in Bezug auf die verwendete Dosis. Es gibt kaum Arbeiten darüber, welche Dosierungen für den Menschen nützlich bzw. schädlich sein könnten, schon gar nicht bezüglich der Vorsorge gegen Tumorerkrankungen und erst recht nicht in Bezug auf deren Behandlung. Allerdings gibt es einige klinische Studien, die darauf hindeuten, dass die Gabe von hohen Dosierungen an Vitamin A bei Männern das Risiko auf Prostatakrebs erhöht.

Gerade in diesem Zusammenhang ist die Frage nach den wirklichen Grenzwerten in der Medizin erlaubt, wenn nicht gar notwendig. Ein typisches Beispiel ist das Vitamin D, das momentan sehr modern ist. Stimmen die Grenzwerte, die wir dafür vorgesehen haben tatsächlich, oder müssen wir in Zukunft neue Grenzwerte festlegen? Schon an diesen wenigen Fragen können wir erkennen, dass die Forschung zu den Vitaminen besonders in ihrem Zusammenspiel mit Krebserkrankungen erst in den Kinderschuhen steckt.

WIE UNS VITAMINE HELFEN

	Vorkommen	Wirkung	Meraner Protokoll	
Vitamin A	Kommt in zahlreichen Obst- und Gemüsesorten vor, besonders in Orangen, Karotten, Brokkoli, Ei, Fisch, Milch und Lebertran.	Ist bekanntlich wichtig für gutes Sehen, gehört aber auch zu den wichtigsten Antioxidantien. Als fettlösliches Vitamin kann es bei Vitamin A zu Überdosierungen kommen.	Bei einem nachgewiesenen Mangel ist die Verschreibung von Vitamin-A-Präparaten sinnvoll. Abgeklärt werden muss, ob eine Aufnahme durch den Magen-Darm-Trakt möglich ist.	
Vitamin B_1	Sesam, Sonnenblumen, Weizenkeime	Energiebereitstellung aus Kohlenhydraten; schützt vor Müdigkeit und depressiver Verstimmung. Vitamin B_1 spielt auch bei Stimmungsschwankungen eine Rolle.	B_1 hat möglicherweise eine schützende Wirkung für gesunde Zellen. Wird nie isoliert verabreicht (Thiamin), meist in Kombination mit anderen B-Vitaminen.	
Vitamin B_6	Fast in allen Lebensmitteln, ganz besonders in Milch, Fleisch, Avocados und Hülsenfrüchten	Wichtiges Co-Enzym für die Eiweiße	Wird selten isoliert gegeben, meist in Kombination mit anderen B-Vitaminen, vor allem aber mit Omega-3 und Alpha-Liponsäure zur Vorsorge und Behandlung von durch Chemotherapie bedingten Nervenschädigungen.	
Vitamin B_{12}	Fleisch, Lebertran	Wichtiges Stoffwechselvitamin, insbesondere zur Bildung des Erbmaterials (DNA) einer jeden Zelle	Ist ausschließlich indiziert bei Mangel, zum Beispiel nach einer Magenoperation.	
Vitamin C	In allen Pflanzen, am meisten in Sanddorn, Sauerkraut, Kartoffeln, Äpfeln, Brokkoli, Kiwis	Schutz vor freien Radikalen, Stimulierung des Abwehrsystems, Bildung von Bindegewebe und von körpereigenen Hormonen. Verbessert Eisenaufnahme aus der Nahrung und trägt zur besseren Entgiftung bei. Reduktionsmittel (Antioxidans).	Die Hochdosis-Vitamin-C-Gabe wird gerade im Zusammenhang mit Pankreas-Karzinom oder bei Palliativpatienten mit interessanten Ergebnissen eingesetzt. Präzise Erklärungsmodelle stehen noch aus.	
Vitamin D	Wird hauptsächlich über das Sonnenlicht produziert. Eier, fettreicher Fisch, Pilze, Leber, Avocado, Käse.	Reguliert den Kalzium-Haushalt, stärkt das Immunsystem, beugt Herz-Kreislauf-Erkrankungen vor, beugt Brust- und Darmkrebs vor.	Der Vitamin-D-Spiegel wird kontrolliert. Vitamin D zeigt in einigen Untersuchungen auch eine hemmende Wirkung auf die Metastasenbildung, stärkt die Bildung von Knochen und Zähnen und könnte sich positiv auswirken auf Prostata-, Brust-, Lungen-, Haut- und Darmkrebs.	
Vitamin E	Pflanzliche Öle, Nüsse, Eier, grünes Gemüse	Zur Vorbeugung von Tumorerkrankungen liegen zahlreiche Untersuchungen vor. Bei Prostata-Karzinom konnte gezeigt werden, dass es deutlich weniger häufig auftritt. Ein vermindertes Risiko könnte sich auch für Magen- und Darmkrebs ergeben.	Wird bei Bedarf in einer Dosis bis zu 270 mg/Tag verabreicht, insbesondere in Zusammenhang mit Chemotherapien, die eine Neurotoxizität (Schädigung an den Nervenzellen) zur Folge haben können wie z. B. bei Cisplatin	

Achtung!	Mangel und mögliche Folgen	Überschuss und mögliche Folgen
Allgemein raten wir von der Einnahme von Vitamin-A-Präparaten während Radiotherapie und Chemotherapie ab. Gerade weil Vitamin A ein Antioxidans ist, das zwar gesunde Zellen schützt, aber auch unerwünschte Wechselwirkungen mit CHT und RT haben kann.	Erhöhte Anfälligkeit für Infekte, verringerte Sehschärfe, Trockenheit von Augen, Haaren, Haut, verminderter Appetit	Übelkeit, Erbrechen, offene Mundwinkel
Derzeit noch unklar. Möglicherweise Abschwächung einzelner Chemotherapeutika.	Appetitmangel, Müdigkeit, depressive Verstimmung. Bei schwerem Mangel auch Lähmungserscheinungen. In Entwicklungsländern Beriberi.	Kaum möglich, weil es wasserlöslich ist und über die Nieren ausgeschieden wird
Sollte nicht unkritisch während einer Chemotherapie mit Cisplatin gegeben werden.	Mundwinkelrhagade, Müdigkeit, Leistungsschwäche, Lichtempfindlichkeit, Menstruationsbeschwerden, Darmbeschwerden	Kann durch Nahrungsaufnahme nicht erreicht werden. Mögliche Schäden bei medikamentöser Gabe im Bereich der Nerven.
Grundsätzlich nicht zu geben bei allen Blutkrebsarten wie zum Beispiel bei Leukämie	Kann bei Veganern mit unausgewogener Ernährung auftreten. Appetitmangel, Gewichtverlust, Magen-Darm-Probleme, Schwindel, Zungenbrennen, Störungen in der Blutbildung.	Nur über Injektionen oder Infusionen möglich
Bei hochdosierter Gabe von Vitamin-C unbedingt den Glukose-G6PD-Wert bestimmen (Glukose-6-phosphat-Dehydrogenase). Keine Vitamin-C-Gabe während der Radiotherapie, weil es starkes Antioxidans ist. Bildung von Nierensteinen kann gefördert werden.	Die bekannteste Mangelerscheinung ist Skorbut. Häufigere Erkältungen, Schlafstörungen, Depressionen.	Praktisch nicht möglich. Ein dauerhafter Überschuss würde lediglich zu einer Übersäuerung des Harns führen.
Bei schweren Stoffwechselstörungen im Kalziumhaushalt	Kann zu Rachitis und Osteoporose führen, Knochen werden weich und biegsam, Infektanfälligkeit	Überdosierung nur durch Medikamente zu erreichen, kann zu Störungen im Kalzium-Stoffwechsel führen
Kann wegen MDR (Multi Drug Resistance) nicht bedenkenlos während einer Chemotherapie gegeben werden. Gehört zu den Antioxidantien und sollte während einer Radiotherapie eher vermieden werden	Erhöhte Infektanfälligkeit	So gut wie nicht möglich. Übelkeit und Kopfschmerz könnten die Folge einer langfristig überhöhten Gabe sein.

Mineralstoffe und Spurenelemente

Zu den Mineralstoffen gehören lebenswichtige Mineralien wie Natrium, Chlor, Kalium, Magnesium, Phosphor, Schwefel und Kalzium. Diese Stoffe werden in der Regel schulmedizinisch sehr gut überwacht. Unser Augenmerk gilt hierbei in erster Linie dem Magnesium und dem Kalzium.

Spurenelemente sind vom Menschen benötigte Stoffe, die im menschlichen Körper in geringerem Umfang vorkommen als mit 50 mg pro Kilogramm Körpergewicht. Kommen diese Stoffe in zu geringem Maße vor, spricht man von Mangelerscheinungen. Sehr bekannt sind zum Beispiel Jod- oder Eisenmangel. Ursache einer Unterversorgung mit Spurenelementen können unausgewogene Ernährung, vergrößerte Ausscheidung durch Schwitzen oder Durchfallerkrankungen bzw. Krankheiten sein, die an der Substanz zehren wie beispielsweise Krebs.

Für uns in der Komplementärmedizin sind aber außer den oben genannten Elementen noch weitere Spurenelemente von größter Bedeutung, weil sie einen wesentlichen Einfluss auf unser Immunsystem haben. Besonders hervorzuheben sind dabei vor allem Selen, Zink und Silicium. Sie werden im Meraner Protokoll praktisch immer im Serum und im Vollblut gemessen und kontrolliert.

Selen

Selen ist ein Spurenelement mit dem Prädikat „lebensnotwendig". Es ist wichtig für den Stoffwechsel, hat Einfluss auf das Zellwachstum und kontrolliert die Zellteilung. Bei Krebspatienten stößt man sehr häufig auf Selenmangel. Das ist auch der wesentliche Grund dafür, dass man an Krebs Erkrankten Selen gibt. In Kombination mit Natrium, also mit Natriumselenit, lassen sich die Wirkung der Strahlentherapie verbessern und die Nebenwirkungen der Chemotherapie verringern, ohne dass dabei die Wirkung der Therapie durch das Natriumselenit gehemmt wird.

Selen spielt im Meraner Protokoll eine zentrale Rolle. Praktisch bei jedem Patienten wird der Selenspiegel kontrolliert und, falls er sich nicht im idealen Wertebereich befindet, durch Gabe mittels Tabletten, Kapseln, Trinkampullen oder als Infusion korrigiert. Gerade die Gabe von Selen unmittelbar vor bestimmten Chemotherapien zeigt eine geringere Nebenwirkung der Chemotherapie, ohne diese selbst negativ zu beeinflussen. Auch geben wir Selen bei Strahlentherapie, und dies, obwohl Selen auch zu den Antioxidantien gehört. Selen scheint tatsächlich unterschiedlich auf Tumor und Normalzelle zu wirken. Laut einigen Studien verbessert Selen sogar die Wirkung von Chemotherapeutika und konnte im Tierversuch die Resistenzbildung verhindern bzw. hinauszögern. Ein weiterer positiver

Aspekt der Selengabe ist die Beeinflussung von Lymphödemen. Insbesondere in Kombination mit Platin-Präparaten und Anthrazyklinen könnte Selen eine Bedeutung in der Abschwächung von Nebenwirkungen (Nieren- und Herzschädigung) zukommen.

Überdosierungen bei Selen treten praktisch nur dann auf, wenn gravierende Verwechslungen bei der Verabreichung passieren.

Zink

Zink ist ein wichtiges Spurenelement und spielt bei vielen Abläufen in unserem Körper eine zentrale Rolle. Zinkmangel kann sich negativ auf die Wundheilung auswirken, aber auch das Immunsystem nachhaltig schwächen. Laut mehreren kleinen Untersuchungen schützt Zink vorsorglich bei einer Bestrahlung im Hals-Kopf-Bereich vor Nebenwirkungen wie Mundschleimhautentzündung. Möglicherweise hat Zink auch positive Einflüsse auf den Ernährungsstatus des Betroffenen. Wir empfehlen Zink in jedem Fall bei nachgewiesenem Mangel und legen dabei großen Wert darauf, dass auch der Einfluss auf den Kupferspiegel (und umgekehrt!) beachtet wird.

Zink wird vom Körper nicht besonders gut aufgenommen und kann nur in kleinen Mengen zugeführt werden. Übelkeit, Erbrechen und Durchfall sind Zeichen einer Überdosierung. In Meran verabreichen wir bei nachgewiesenem Mangel Zink in Infusionslösungen, um eine schnellere Sättigung in Blut und Gewebe zu erreichen.

Zink kommt vor allem in Vollkornprodukten, Meeresfischen und im Wildfleisch vor.

Silicium

Silicium erwähnen wir deshalb, weil es in den letzten Jahren absolut „in" geworden ist. Besonders Produkte aus siliciumhaltigem Lavagestein (kristalline Aluminiumsilikate – Zeolith) erleben derzeit einen wahren Boom. Mit diesen Präparaten wurden durchaus positive Erfahrungen in erster Linie im Magen-Darm-Bereich gemacht. Zeolith hat die Eigenschaft, sich extrem leicht an bestimmte Stoffe wie zum Beispiel Metalle, aber auch an Medikamente zu binden. In einigen Studien zeigte sich auch ein möglicher positiver Einfluss auf die Fresszellen (Makrophagen) und ein Anstieg spezifischer aktiver Abwehrzellen (Lymphozyten). Zu dieser Substanz müssen sicher noch Studien folgen, bisherige Ergebnisse sind allemal vielversprechend; es ist aber auch die nötige Vorsicht geboten, zumal Zeolith nicht zusammen mit oralen Chemotherapeutika (z. B. Xeloda) gegeben werden sollte, da eine Aufnahmehemmung des Medikamentes denkbar ist. Im Meraner Protokoll spielen diese Präparate vorerst noch keine zentrale Rolle, werden aber in Einzelfällen unter Berücksichtigung des oben Gesagten besonders für den Magen-Darm-Trakt gegeben.

Makro- und Mikronährstoffe

///

Mikronährstoffe werden auch als Vitalstoffe bezeichnet. Zu ihnen zählen Enzyme, Spurenelemente, Mineralstoffe und sekundäre Pflanzenstoffe. Mikronährstoffe liefern dem Körper im Gegensatz zu den Makronährstoffen wie den Fetten, Kohlenhydraten und Eiweißen keine Energie, sondern sind wesentlich am Stoffwechsel und dem Zellwachstum sowie der Zellerneuerung beteiligt. Im Normalfall erhält der menschliche Körper bei ausgewogener Ernährung eine ausreichende Menge an Mikronährstoffen. Bei kräftezehrenden Krankheiten wie Krebs reicht häufig die Ernährung allein nicht mehr aus, um den Bedarf an Mikronährstoffen zu decken.

Das Gebiet der Makro- und Mikronährstoffe ist sehr umfangreich. Wir wollen hier für Sie nur jene behandlungsrelevanten Stoffe aus diesen Gruppen besprechen, die im Meraner Protokoll eine Rolle spielen.

Enzyme

Vor allem pflanzliche Enzyme wie Bromelain oder Papain können in der begleitenden Krebstherapie sehr gut einge-setzt werden. Enzyme sind in allen Zellen des Körpers zu finden. Es sind Eiweiße, die Stoffwechselreaktionen abbremsen, beschleunigen oder auch in Gang setzen können. Enzyme unterstützen den Körper bei der Verdauung und bei vielen anderen Abläufen im Stoffwechsel wie der Aufnahme von Nährstoffen aus Kohlenhydraten, Fetten, Proteinen und Pflanzenfasern. Enzyme sind an allen chemischen Reaktionen im Körper beteiligt, so auch beim Wiederaufbau von Zellen oder von Gewebe und auch beim „Abtransport" von Giften und für den Körper nicht mehr nützlichen Stoffen. Enzyme unterstützen das gesamte Immunsystem. Die Gabe von Enzymen kann, unter Berücksichtigung des wirklichen Bedarfes, der Krebsart und des Krebsstadiums, die Wirkung der Strahlentherapie oder Chemotherapie unterstützend verbessern. Auch bei Lymphödemen oder Hautentzündungen infolge einer Strahlentherapie können Enzyme mit Erfolg eingesetzt werden. Da wir keinen unbegrenzten Vorrat an Enzymen haben, ist es wichtig, diese über entsprechende Blutanalysen im Auge zu behalten.[9]

Aminosäuren

Aminosäuren sind die kleinsten Bausteine der Eiweiße. Essentielle Aminosäuren sind für den Körper unverzichtbar und müssen mit der Ernährung zugeführt werden. Diese unverzichtbaren Nährstoffe spielen in den verschiedensten Bereichen der Körperfunktionen und des Stoffwechsels eine zentrale Rolle. Zum Beispiel können sie dazu beitragen, dass während der schwierigen Zeit der Krebserkrankung weniger Muskelmasse abgebaut wird und damit auch die Kraftreserven besser geschont werden. Aminosäuren sind in allen eiweißreichen Lebensmitteln vorhanden, so in Fleisch, Fisch, Eiern, aber auch in Hülsenfrüchten. Ernährungsmedizinisch empfehlen wir – vor allem weil häufig eine Abneigung gegen Fleischprodukte vorliegt – ein Püree aus Hülsenfrüchten. Besonders gut geeignet sind Kichererbsen und Linsen. Da Hülsenfrüchte in püriertem Zustand leichter verdaulich und bekömmlicher sind, empfehlen wir eine tägliche Portion von 50 bis 100 g.

Eine weitere hervorragende Quelle für essentielle Aminosäuren bilden die Blütenpollen, die von den Bienen gesammelt werden. Blütenpollen sind auch deswegen interessant, weil sie sich durch Eiweiß- und Vitaminreichtum auszeichnen und zu den besten Appetitanregern zählen. Da Pollen aufgeweicht werden müssen, empfiehlt sich die Einnahme gemeinsam mit zum Beispiel Naturjoghurt oder einem Glas Saft. Einziger Wermutstropfen ist, dass manche Menschen aus Allergiegründen Blütenpollen nicht vertragen. Blähungen sind keine Seltenheit, aber meist nur von vorübergehender Dauer.

Essentielle Aminosäuren können natürlich auch in Form von Kapseln dem Körper zugeführt werden.

Einige dieser Aminosäuren, zum Beispiel Glutamin zusammen mit Zystein und Glyzin, bilden das Glutathion. Dieses braucht der Körper zum Entgiften, es ist damit für jede Zelle im Körper, aber speziell für die Leber wertvoll. Gerade unter Chemotherapie wird Glutathion besonders benötigt. Diese kleinsten aller Eiweißbausteinchen haben noch viele weitere interessante Aufgaben in unserem Körper. Eine dieser Aufgaben ist die Erhaltung des Gleichgewichtes der Botenstoffe im Gehirn. Ein Ungleichgewicht der Botenstoffe (Transmitter) führt unter anderem zu einer negativen Beeinflussung des Gemütszustandes mit depressiven Verstimmungen als Folge. Auch deshalb stehen die Aminosäuren im Meraner Protokoll als wichtiger Zusatz im Rahmen einer gesunden Ernährung auf dem Plan.

Wir verabreichen reduziertes Glutathion in Form von Fusionen (lat. infusio = „Aufguss" und infundere = „eingießen, eindringen") nach der Chemotherapie, um die Entgiftungsreaktion der Leber zu unterstützen und weil bestimmte Studien zeigen, dass einige Nebenwirkungen besser abgefangen werden können.

Es treten in erster Linie weniger Schädigungen an Nieren und Nerven auf, aber auch positive Auswirkungen auf das Blutbild sind bekannt. Insgesamt kann man also sagen, dass die Chemotherapie durch die Glutathion-Infusion besser verträglich wird.

Omega-3

Omega-3 ist eine mehrfach ungesättigte Fettsäure, die in fetten Fischen wie Lachs, aber auch in Pflanzensamen und Ölen vorkommt. Das gesündeste dieser Öle ist zweifelsohne das Leinöl. Omega-3-Fettsäuren haben verschiedene wichtige Eigenschaften, die für unsere Gesundheit von Bedeutung sind. Sie verbessern die Fließeigenschaft des Blutes und spielen damit bei den Herz-Kreislauf-Erkrankungen eine Rolle. Omega-3-Fettsäuren bremsen aber auch das Entstehen von Allergien im Körper und wirken zusätzlich entzündungshemmend. Sie haben zumindest zwei positive

Effekte auf Tumorpatienten. Erstens wirken sie gegen den Gewichtsverlust – ihre wichtigste Funktion –, und zweitens zeigte sich in einigen Versuchen, dass sogar eine hemmende Wirkung auf die Tumorzellen feststellbar war. In neuesten Forschungen wird überdies laut darüber nachgedacht, dass Omega-3-Fettsäuren die Empfindlichkeit der Tumorzellen gegenüber der Chemotherapie, aber auch bei der Antihormontherapie erhöhen. Im Meraner Protokoll wird die Einnahme von Omega-3-Fettsäuren uneingeschränkt empfohlen. Dabei geben wir der Zufuhr von Leinöl als gesundem Nahrungsmittel gegenüber den oftmals nicht gut verträglichen Fischölkapseln den Vorzug.

Carnitin

Carnitin gehört fix zum Meraner Protokoll und ist ein wichtiger unterstützender Faktor im Fettstoffwechsel. Es dient als Energiespeicher in der Zelle, stabilisiert die Zelle und schützt sie. Unter bestimmten Chemotherapien kommt es zu einer erhöhten Ausscheidung von Carnitin über die Niere und damit zu einem Carnitin-Mangel. Die Folgen sind ein Einbruch im Energiestoffwechsel und daraus resultierende Erschöpfungszustände. Die Gabe von Carnitin führte in mehreren Studien zu einer Besserung der

Fatigue-Symptomatik (siehe Seite 96). In einigen Arbeiten konnte auch eine positive Veränderung des Schlafverhaltens sowie eine Verminderung von depressiven Verstimmungen beobachtet werden. Obwohl Carnitin keine direkte Wirkung auf Tumorzellen hat, spielt es in der Begleitung der Chemotherapie eine umso größere Rolle. Carnitin schützt nämlich zusätzlich Herz und Nerven und gilt als Vorsorge gegen Polyneuropathie. Man kann Carnitin bei intakter Verdauung oral zuführen, während der Chemotherapie und ihren möglichen Nebenwirkungen aber ziehen wir eine Gabe mittels Infusion vor.

Alpha-Liponsäure

Alpha-Liponsäure hat ihren festen Platz im Meraner Protokoll und wird besonders zur vorbeugenden Behandlung bei Neuropathie eingesetzt. Die Schädigung von Nervenzellen mit all den unangenehmen Begleiterscheinungen wie Kribbeln, schmerzhaftem Brennen, Taubheitsgefühlen und Einschlafen von Händen und Füßen kann durch die Gabe von Alpha-Liponsäure positiv beeinflusst werden. Wir erzielen die besten Ergebnisse in einer Kombination von Alpha-Liponsäure mit Curcuma und Piperin.

Coenzym-Q10 (Ubichinon)

Coenzym-Q10 übernimmt im Körper eine zentrale Aufgabe bei der Umwandlung von Nahrungsenergie in Zellenergie. Im Meraner Protokoll wird Coenzym-Q10 im Blut getestet und bei Mangel gegeben. Eine besondere Bedeutung kommt dem Q10 bei Chemotherapeutika zu, die das Herz schädigen und in Mitleidenschaft ziehen, wie zum Beispiel die Anthrazykline (z. B. Doxorubizin). Auch kann Coenzym-Q10 einen positiven Einfluss auf chronische Müdigkeit haben.

Probiotika

Probiotika (gr. pro bios = „für das Leben") sind lebende Mikroorganismen (Bakterien), die aus speziell gezüchteten Stämmen als Nahrungsergänzungsmittel und Nahrungszusätze hergestellt werden. Zu den typischen Probiotika gehören die Laktobazillen (Milchsäure) und Bifidobakterien. Probiotika werden eingesetzt, um die natürliche Darmflora aufzubauen und zu stabilisieren. Dies trägt wesentlich zu einer guten Darmfunktion bei, wirkt vorbeugend gegen Durchfälle und stärkt die Abwehr. Es wird sogar diskutiert, ob die Darmflora nicht auch eine ganz entscheidende Rolle in der Tumorvorsorge spielt. Im Meraner Protokoll sind Probiotika in jedem Fall fester Bestandteil der Begleittherapien für krebskranke Menschen. Besonders wertvoll sind die Probiotika aber nicht nur für den Darm, sondern gerade bei Tumorpatienten auch für die Stärkung des Immunsystems. Einzige Kontraindikation ist, da es sich dabei um lebende Keime handelt, ein unterdrücktes Immunsystem, wie es beispielsweise bei Leukämie- oder Aids-Patienten vorkommen kann.

Präbiotika

Präbiotika sind Stoffe wie beispielsweise das Inulin in den Pflanzen oder die Fasern in den Ballaststoffen, die den Probiotika als Nahrung dienen, damit sie im Darm gut gedeihen können.

Sekundäre Pflanzenstoffe

Zu den sekundären Pflanzenstoffen gehören das von Rotwein bekannte Resveratrol und das in reifen Tomaten und Hagebutten vorhandene Lycopin, beides Substanzen, auf die sich in letzter Zeit verstärkt das Augenmerk richtete; das Resveratrol, weil es das Herz und unser Abwehrsystem stärkt, das Lycopin, weil es die Prostata schützt. Als wichtigste Gruppe der sekundären Pflanzenstoffe gelten aber die Phytoöstrogene, welche eine besondere Rolle in Bezug auf hormonabhängige Krebsarten wie Brust- oder Prostatakrebs spielen. Hier verweisen wir auf die Textstellen in den entsprechenden Kapiteln.

Antioxidantien

Antioxidantien sind chemische Verbindungen, die gezielt nicht gewünschte Oxidationen im Körper unterbinden und den oxidativen Stress verhindern, der mit der Entstehung von vielen Krankheiten in Zusammenhang gebracht wird. Folglich kann es mitunter sehr wichtig sein, dass man dem Körper Antioxidantien zuführt.

Yoga und Qigong

Yoga ist bei uns im Westen meist eine Übung für Tiefenentspannung, Meditation und das Atmen. Yoga bedeutet so viel wie „Joch" und steht für das Zusammenführen, für die Harmonisierung von Körper, Geist und Seele. Im Yoga geht es um die Stimulierung der Lebensenergie „Kundalini" und deren Einsatz für im Vorfeld bestimmte Ziele. So lässt sich Yoga auch sehr gut bei Krankheiten wie Krebs einsetzen und kann zur Linderung vieler Symptome wie Schlafstörungen, Ängste oder Kopfschmerzen beitragen,[10] bringt aber auch eine signifikante Besserung bei Übelkeit während der Chemotherapie.

Qigong ist eine chinesische Form der Bewegung, Meditation und Konzentration und ist Teil der Traditionellen Chinesischen Medizin. Im Qigong wird die volle Aufmerksamkeit auf körperliche Bewegungen und Bewegungsabläufe gelegt. Es geht darum, das Qi, also die Lebensenergie, im Körper willentlich zu lenken. Frei übersetzt bedeutet Qigong so viel wie „die Fähigkeit, das Qi zu nutzen". Qigong wird mittlerweile auch überall im Westen praktiziert und in Kursen angeboten. Der Vorteil von Qigong besteht darin, dass man die Grundzüge eigentlich sehr schnell erlernen kann und es auch für zu Hause sehr zu empfehlen ist. Nachgewiesen ist die Eignung von Qigong zur Linderung von Schmerzen und Schwindel,[11] zur Besserung von Fatigue (siehe Seite 96), zur Stärkung der Körperkräfte und des Appetits und zur Verminderung der Diarrhö.

Spezielle Laborunter- suchungen für die komplementäre Behandlung von Tumorerkrankungen

Mit Hilfe einiger spezieller Blutproben (biovis®) können komplementärmedizinische Behandlungen besser durchgeführt werden.

Ganz wesentlich ist dies besonders in Bezug auf Vitamine, Spurenelemente und Mineralstoffe. Eine genaue Bestimmung von Zink und Selen beispielsweise ist die Voraussetzung dafür, diese Elemente sinnvoll als Therapie anbieten zu können. Gerade bei Vitaminen stellt diese Untersuchung im Blut eine Voraussetzung für deren Verabreichung dar. Wir empfehlen also die Einnahme von Vitaminen nur, wenn man vorher auch den Blutspiegel der Vitamine bestimmt hat. Selbst die banale Gabe von Vitamin C als Hochdosistherapie erfordert eine akkurate Überwachung und die Bestimmung des Enzymes Gluko-se-6-Phosphatdehydrogenase. Wenn dieser Eiweißbaustein nämlich nicht in entsprechendem Maß vorhanden ist, kann es unter Vitamin-C-Infusionen zu schweren Blutungen kommen.

Neopterin ist hingegen ein wichtiger Signalstoff als Zeichen für die Aktivität der Fresszellen in unserem Abwehrsystem.

Bei Fatigue, der chronischen Müdigkeit (siehe Seite 96), wäre es eine zusätzliche Möglichkeit, das Adenosintriphosphat ATP, die Energiequelle in den Zellen, zu bestimmen.

Wenn die Lymphozytenzahl durch die Chemotherapie unter 1.200/µl im Blutbild absinkt, ist darüber hinaus eine Lymphozytendifferenzierung (zellulärer Immunstatus) sinnvoll. Diese Untersuchung bestimmt die genaue Anzahl dieser speziellen

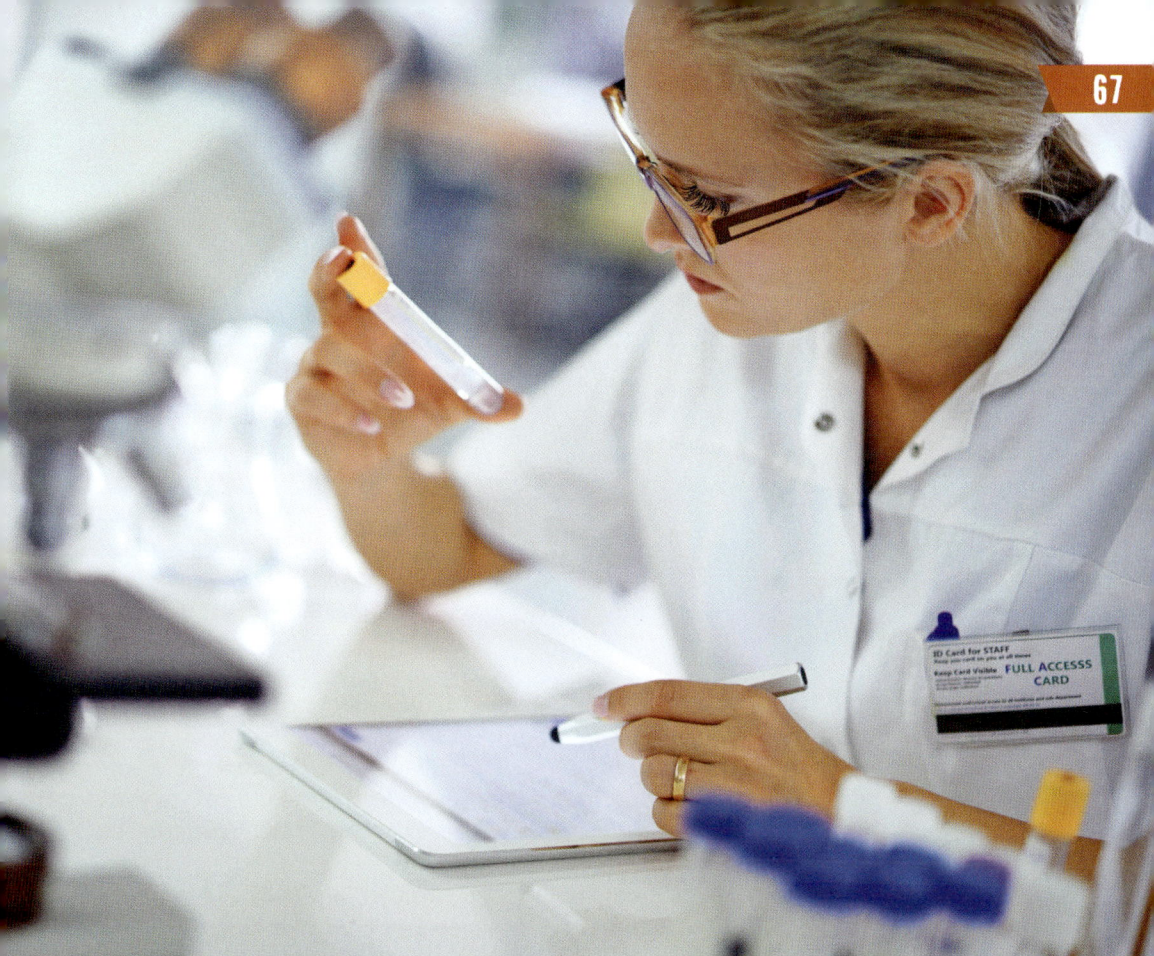

Abwehrzellen und ordnet sie ihren spezifischen Funktionsbereichen im Abwehrsystem zu. Besondere Mängel können so entdeckt und behandelt werden. Dieser Test ermöglicht uns somit eine genaue Überprüfung der Schlagkraft unserer Abwehr.

In einzelnen Fällen kann sich auch die Testung der natürlichen Krebskillerzellen auf ihre Aktivität hin lohnen, und manches Mal kann sich auch die Bestimmung der Aminosäuren und des Fettsäurestatus bezahlt machen, um insbesondere einen Gewichts- oder Kraftverlust besser behandeln zu können.

Der Nachteil ist, dass viele dieser speziellen Zusatzuntersuchungen nicht in jedem Labor durchgeführt werden und überdies meist privat bezahlt werden müssen.

Beschwerden

Ängste (Pavor)

Wir sorgen und kümmern uns **um**, wir ärgern uns **über**, leiden **unter**, sehnen uns **nach** und ängstigen und fürchten uns **vor** etwas. Wir kombinieren sprachlich unsere Gefühlswelt mit örtlichen Verhältniswörtern (Lokalpräpositionen). Irgendwie scheint sich jedes Gefühl wie um einen Kern zu bewegen. Nur ein einziges Gefühl ist im Zentrum, denn wir sagen, dass wir **in** jemanden verliebt sind.

Die Angst nimmt innerhalb unserer Gefühle eine zentrale Rolle ein und hat, ähnlich dem Schmerz, eine äußerst wichtige Funktion. Wenn beide auch sehr intensiv und verunsichernd sein können, so bewahren sie uns doch vor noch größeren Gefahren. Die Hand auf der heißen Herdplatte, die wir vor lauter Schmerz sofort zurückziehen, ist das klassische Beispiel für dessen Nutzen. Das Unangenehme daran ist, dass der Schmerz noch lange danach anhält. Ähnlich ist es bei der Angst. Sie versucht uns davor zu bewahren, einen bereits begangenen Fehler noch einmal zu wiederholen, aber nutzt auch die Warnungen, die uns andere Personen, insbesondere die eigenen Eltern und unsere „Kultur", haben zukommen lassen. Das ist natürlich ein Vorteil, aber auch da gibt es eine Schattenseite: Meist generalisieren wir Ängste und setzen sie mittels des Unterbewusstseins überall da ein, wo Neues, Unbekanntes und Unerwartetes auf uns zukommt.

Erschwerend kommt hinzu, dass wir uns tagtäglich darauf trainieren, zuerst auf das Negative, Schreckliche und Schmerzvolle zu schauen. Denken Sie nur an die Nachrichtensendung von gestern: Kriege, Morde und Unglücke stehen da im Mittelpunkt. Verstärkt wird dieses Phänomen durch den Umstand, dass Angst so etwas wie eine Erinnerungsstruktur zu haben scheint. Immer dann, wenn wir auf eine Situation treffen, die einer bereits einmal erlebten Angstsituation auch nur ähnlich ist, reagieren wir mit Angst, sprich: Wir reißen unsere Augen weit auf, um jede Gefahr sofort erkennen zu können, ziehen uns ins Innere zurück, um uns in der eigenen „Höhle" besser verteidigen zu können, beginnen als Folge des körperlichen Rückzuges zu schwitzen. Unser Zittern ist Ausdruck des „2-fels" (= 2 Fälle, 2 Möglichkeiten) und der „Ver2flung", sich nicht sicher zu sein, ob man nach links oder nach rechts hin die Flucht antreten sollte. Das Herzrasen ist Zeichen der Bereitschaft dafür, ähnlich einem bereits auf Hochtouren warmgelaufenen Motor sofort starten zu können.

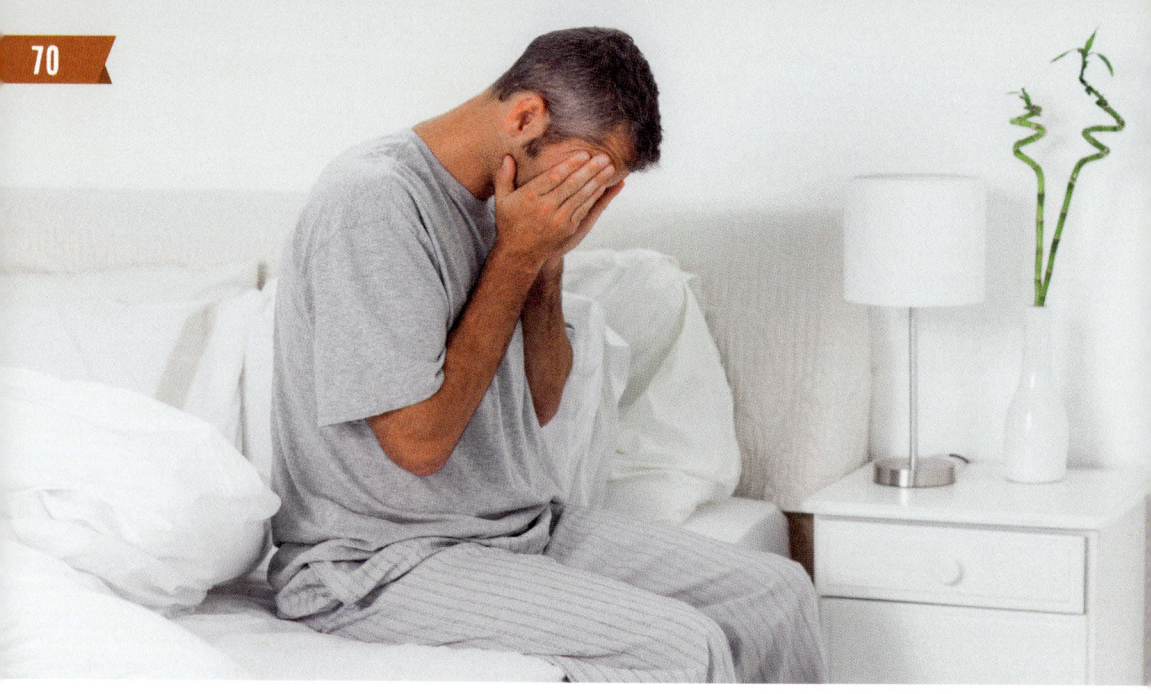

Es nimmt nicht wunder, dass einen die Diagnose „Krebs" meist auf dem linken Fuß erwischt und Ängste auslöst, denn da treffen alle Angstattribute zu: neu, unbekannt, unerwartet und negativ besetzt.

Der Begriff Angst kommt vom Lateinischen angustiae und bedeutet so viel wie „Enge" oder „Hemmung". Im Gegensatz zur Furcht können wir bei der Angst die Gefahrenquelle nicht genau beschreiben, weil sie quasi nicht einsehbar hinter uns und nicht direkt vor uns ist. So ist es bei der Diagnose Krebs auch, es ist alles neu und unbekannt. Der Volksmund weiß, dass uns die Angst im Nacken sitzt, also genau an der engsten nicht einsehbaren Stelle des menschlichen Körpers.

Der große Nährvater der Angst ist das Misstrauen. Dieses droht zum ständigen Begleiter während der Therapie zu werden. Zu viele Informationen prasseln auf den Erkrankten ein. Daraus entstehen Zweifel,

ob man sich für das Richtige entscheidet.

Es gilt, Vertrauen zu bestimmten Menschen, insbesondere zum behandelnden Arzt, zur Ärztin, aufzubauen, und es gilt, sich aus einigen alteingesessenen Lebensprogrammen und Mustern zu lösen, aufzubrechen (sic!) zu neuem Lebensstil und neuen Perspektiven.

Die Voraussetzung dafür ist die Entspannung der Spannung.

Naturheilkunde

Angst schwächt, Angst verhindert ein Herangehen an Aufgaben und hemmt Aktivität, Angst produziert depressive Verstimmung und Niedergedrücktheit. Die Medizin hat mehrere Möglichkeiten, das Phänomen Angst in den Griff zu bekommen, und sensible Mediziner achten bei Medikamenten darauf, dass nicht mit Kanonen auf Spatzen geschossen wird, sprich nicht mehr an angstlösenden Medikamenten verschrieben wird, als unbedingt notwendig.

Meist, und ganz besonders dann, wenn die Patienten früh genug von ihren Ängsten und Unruhezuständen erzählen, helfen Akupunktur, Pflanzenheilkunde oder aber auch Homöopathie. Wenn es auch durchaus verständlich ist, dass wir uns alle nicht gerne mit unseren eigenen Ängsten auseinandersetzen und dazu neigen, diese zu verharmlosen und beiseitezuschieben, muss gerade an dieser Stelle wärmstens empfohlen werden, sich bereits bei leichten Angstgefühlen fachmännischen Rat zu holen. Es gilt der ganz simple Grundsatz, dass möglichst früh behandelte Ängste bei weitem am leichtesten zu behandeln sind.

Akupunktur zeigt bei beginnenden Ängsten sehr gute Erfolge. Eine von Fachleuten individuell auf die jeweiligen Patienten abgestimmte Punktkombination bringt die besten Ergebnisse. Für manche Menschen ist in so einer Situation auch ein Fachgespräch bei einem Homöopathen hilfreich.

Das Johanniskraut (Hypericum) und die Passionsblume (Passiflora) zeigen bei Ängsten von allen Heilpflanzen die besten Resultate. Neu ist die sehr erfolgreiche medizinische Verwendung von Lavendelöl in Kapselform. Auch Rosenwurz kann in medizinischer Form sehr gut unterstützend eingesetzt werden. Wichtig ist es darauf hinzu-

weisen, dass alles, was nützt, auch schaden kann. Wenn auch die Nebenwirkungen dieser Phytopharmaka gering sind, so können ihre Wechselwirkungen mit anderen Medikamenten, insbesondere bei Krebspatienten, ganz erheblich sein. Besonders trifft das auf das Johanniskraut zu. Hier gilt es, unbedingt ärztlichen Rat einzuholen!

Bitte lassen Sie sich nicht demotivieren, wenn Sie merken, dass die psychische Auseinandersetzung mit einer Krebserkrankung auch nach erfolgreicher Therapie nicht beendet ist. Mitunter verstärken sich sogar die Ängste und Befürchtungen, während das soziale Umfeld oft bereits von einer wiedergewonnenen Alltagsnormalität ausgeht. Machen Sie sich und den Ihnen nahestehenden Menschen klar, dass Sie noch nicht so weit sind, wieder in den normalen Alltag zurückzukehren.

Tipps für die Psyche

Angst verunsichert. Angst hat man zuerst einmal allein. Zu zweit in einen finsteren Wald zu gehen, erinnern wir uns, war meist viel leichter, als dafür allein den Mut aufzubringen. Eine vertrauenswürdige Person kann sehr viel gegen die eigenen Ängste bewirken. Wenn diese Person allerdings selbst Angst hat, kann sich alles zur „Panik" hochschaukeln. Dieser Begriff leitet sich vom griechischen Hirtengott Pan her; von ihm geht die Sage, dass er durch einen lauten Schrei ganze Herden zu plötzlicher Massenflucht aufjagen konnte.

Daraus können wir zweierlei direkt ableiten. Erstens, dass es wichtig ist, mit der Angst nicht allein zu bleiben und mit anderen darüber zu reden, und zweitens, dass wir nicht mit allen Menschen darüber reden sollten. Die diesbezüglichen Gesprächspartner sollten einem sehr nahestehen oder Fachleute sein. Das gilt insbesondere für die Teilnahme an Selbsthilfegruppen: Wir sagen Ja dazu, aber nur bei von Fachleuten geführten Gruppen! Die Gefahr, sich in das Problem hineinzutrainieren, ist bei reinen Laienselbsthilfegruppen, wenn es um das Thema Angst geht, einfach zu groß.

Besprechen Sie also Ihre Ängste, Wünsche und Unsicherheiten mit Ihrem Partner. Speziell in Phasen, in denen man selbst ein zwiespältiges Verhältnis zu seinem Körper hat, können große Missverständnisse in der Interpretation und Einordnung der neuen Situation entstehen. In Angstsituationen ist es das Wichtigste, wieder auf den Boden zu kommen und aus dem Grübeln herauszufinden. Grübeln hat mit „graben" zu tun und meint ein stetes Sich-in-die-Tiefe-Vorarbeiten. Der rettende Hinterausgang befindet sich aber da, wo die folgenden Prinzipien ernst genommen werden:

> gesunde und positive Gedanken von ungesunden und negativen zu unterscheiden lernen
> gesunde und positive Gedanken gezielt schulen und trainieren
> sich nur auf Fähigkeiten konzentrieren, die erfolgversprechend sind
> das Selbstbewusstsein und den Selbstwert festigen und steigern
> Nein sagen lernen

Gesunde und positive Gedanken haben mit dem vor einigen Jahrzehnten bekannt gewordenen „Positiven Denken", wie es etwa von Joseph Murphy oder Dale Carnegie propagiert wurde, nicht viel zu tun. Positiv denken in unserem Sinne meint, dass man sich durch häufige Wiederholungen etwa des Satzes „Ich schaffe es!" selbst von der Erreichbarkeit eines angestrebten Zieles überzeugen kann. Gesunde und positive Gedanken sind sehr nahe am Tun, das heißt, ich stelle mir etwas Erreich- und Machbares vor, das mir Spaß machen würde oder mich interessiert, und setze dies dann auch so bald als möglich um.

Es gibt bis heute kein Mittel, das uns Heilung von Krebs garantieren kann. Weder in sogenannten schulmedizinischen noch in komplementärmedizinischen oder gar „alternativen" Behandlungsformen finden wir Sicherheit. Wir leben in einer Welt

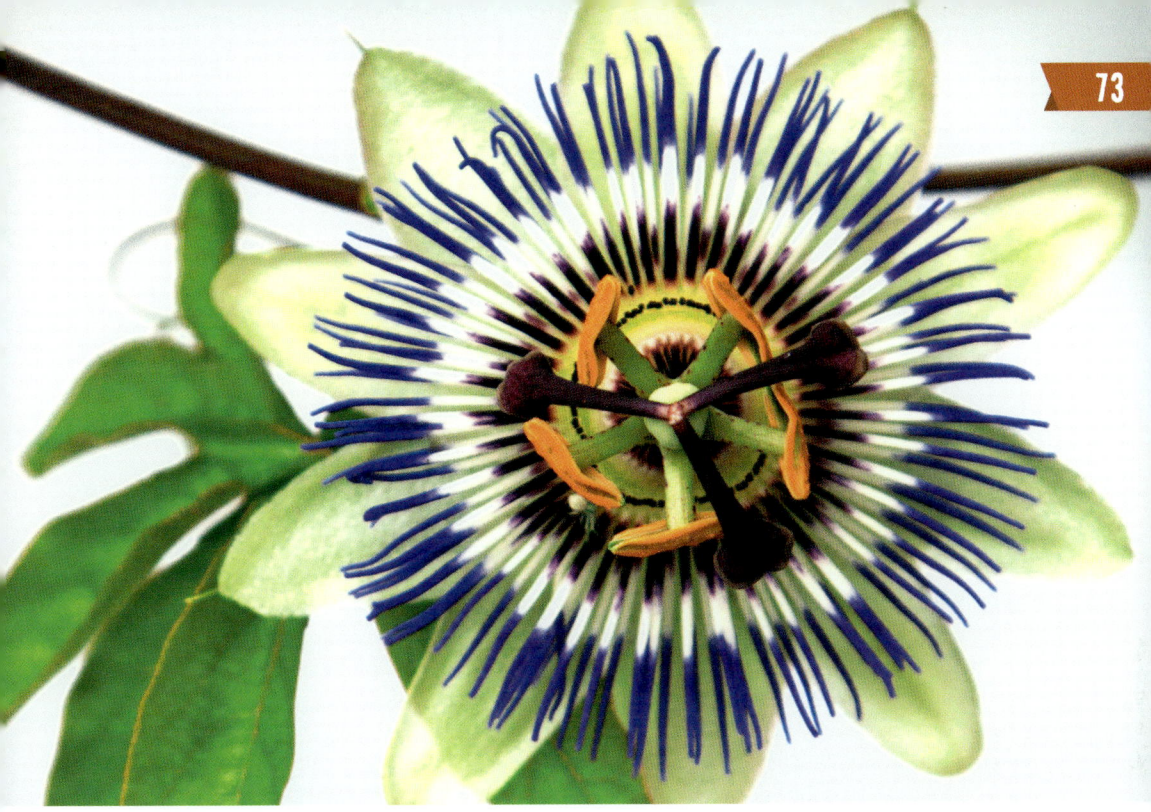

der Versicherungen und haben für fast alle Eventualitäten vorgesorgt. Aber eben nur fast. Im Leben gibt es Bereiche, in denen Sicherheit offensichtlich keinen Platz hat – dafür aber Vertrauen. Die „Vertrauens-anstalten" haben wir auf ein Minimum reduziert. War noch vor wenigen Jahren die Kirche das größte Gebäude in einem Ort, so hat sie das Krankenhaus mittlerweile bei weitem überflügelt. Vertrauen heißt, sich mit dem zu verbinden trauen, was uns angeboten wird, und dies dann zu tun – ohne mit Sicherheit zu wissen, wie es ausgeht. Sich trauen heißt aber auch, sich zu getrauen, den Mut zu haben, einen neuen Weg zu gehen, ohne mit Exaktheit zu wissen, wohin er uns führt. Nicht blindes Vertrauen ist damit gemeint. Hinterfragen Sie die Aussagen Ihres Arztes, schreiben Sie sich die Fragen und Zweifel auf, und weisen Sie Ihren Arzt darauf hin, dass Sie ausreichend Zeit brauchen, damit er Ihnen Ihre Zweifel auch nehmen und Ihre Fragen erschöpfend beantworten kann.

Wir haben es nicht gelernt, mit Unsicherheiten umzugehen. Wir möchten wissen, welcher Arzt für uns der beste ist, welche Behandlung für uns die richtige ist und ob wir wieder gesund werden. Das ist natürlich verständlich und nachvollziehbar, aber bei Krankheiten, die wir therapeutisch noch nicht zu hundert Prozent im Griff haben, nicht sehr hilfreich und förderlich. Wir alle, Kranke wie Noch-Gesunde, müssen lernen, die Gegenwart zu leben, lernen, an jedem einzelnen Tag Freude zu haben.

Pflegerische Maßnahmen

Im pflegerischen Bereich sind einige Maßnahmen zur Reduzierung der Ängste angezeigt. Im Kern geht es um Kontakt, Berührung und Aufbau von Vertrauen. Im besonderen Maße eignen sich dafür Gerüche, Düfte und Aromen. Sie sind es, die schnell und tiefgreifend an das Unbewusste herankommen.

❱ Aromapflege: mit Dufttupfer oder temperierter Kompresse mit Lavendelöl oder Rotöl aus Johanniskraut auf Schläfen und Nacken leicht massieren.
❱ Healing Touch und Shiatsu (siehe Seite 50)
❱ Fußreflexzonenmassage (siehe Seite 50)
❱ Yoga und Qigong (siehe Seite 65)

Das kann ich selbst tun

Wenn man in Gesellschaft mit Menschen ist, bleiben Ängste eher im Hintergrund. Sie tauchen vermehrt auf, wenn man allein ist, und dann macht sich die Angst breit …

❱ allein zu sein anstatt allein (Wird man mich verlassen? Nimmt man mich nicht mehr für voll?)
❱ wertlos zu sein (Was bin ich denn so überhaupt noch wert?)
❱ etwas übersehen zu haben (Habe ich auch alles getan?)

❱ nicht richtig entschieden zu haben (Ist mein Arzt ausreichend kompetent?)
❱ immer noch nicht ohne Krebszellen zu sein (Hat das Diagnosegerät richtige Daten geliefert?)
❱ dass der nächste Krebs sicher kommt (Habe ich bereits Metastasen?)
❱ etwas Wesentliches zu verpassen (Gibt es vielleicht in den USA eine neue Therapie?)
❱ zu den 20 Prozent zu gehören, die – statistisch – nicht geheilt werden (Warum muss gerade ich wieder zu den Pechvögeln gehören?)
❱ vor den Schmerzen (Werde ich die Schmerzen aushalten?)
❱ vor dem Tod (Was machen meine Kinder ohne mich?)

Vermeiden Sie also so gut es möglich ist, über längere Zeiträume allein zu sein, und greifen Sie auf den einen oder anderen der folgenden Vorschläge zurück. Sie werden sehen, dass es hilft.

❱ Musik ist ein sehr guter Seelentröster. Rhythmen und Klänge beruhigen und können Ängste und Schmerzen mildern. Machen Sie es sich bequem, schalten Sie alle Telefone auf lautlos und gönnen Sie sich die Musik, die Ihnen gefällt.
❱ Kreatives Schaffen wie Malen, Zeichnen, Modellieren oder Basteln konzentriert

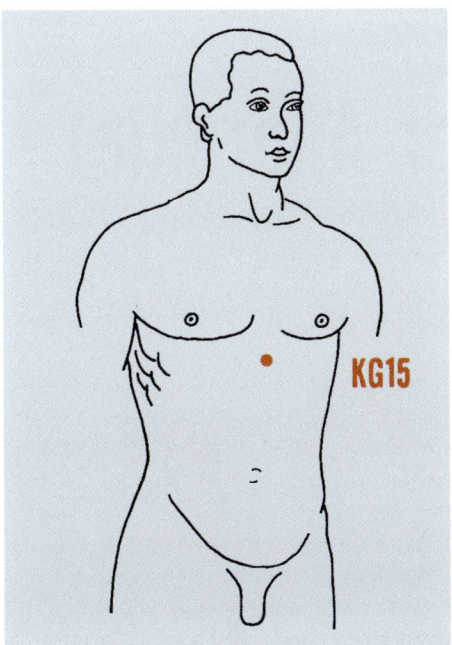

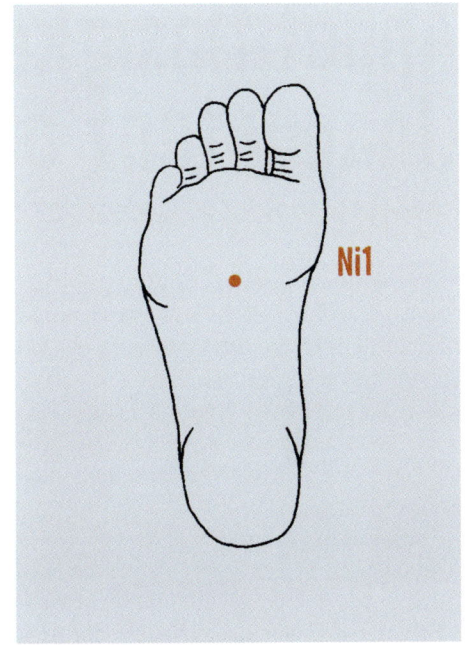

die Aufmerksamkeit auf einen Punkt und lenkt von Sorgen und Ängsten ab. Achten Sie aber bitte darauf, dass Sie Ihr kreatives Gestalten nicht mit Erwartungen verknüpfen. Wenn Sie Ihr Tun mit Leistung in Verbindung bringen und etwa ein Bild bis zum Abend unbedingt fertig malen möchten, dann setzen Sie den Samen der Enttäuschung, denn es ist durchaus möglich, dass Sie Ihr „Ziel" nicht erreichen und es Ihnen dann nicht gut geht.

❭ Akupressur an der Fußsohle: die Punkte Ni1 und KG15. Ni1 finden Sie in der Mitte der Fußsohle, am Übergang vom Ballen zum Fußgewölbe, KG15 finden Sie auf dem Brustbein, am Beginn des unteren Drittels. An der Fußsohle können Sie auch versuchen, den Punkt mit einem Zahnstocher zu reizen. Tupfen Sie mit dem Zahnstocher für einige Zeit auf den Punkt, gerade mit so viel Kraft, dass es zwar gut spürbar, aber nicht schmerzhaft ist.

❭ Lassen Sie sich ganz leicht den Nacken massieren. Massagen sind Berührungen und vermitteln Nähe, Wärme und das Gefühl, nicht allein zu sein.

Bei solchen Übungen und Praktiken sollten sich speziell Männer in Erinnerung rufen: Probieren geht über Studieren!

Bei Ängsten gilt auch: Gehen Sie nach der Arbeit nicht unbedingt sofort nach Hause! Amüsieren Sie sich am Abend, unterhalten Sie sich mit anderen Menschen und lassen Sie es sich gut gehen!

Appetitlosigkeit (Inappetenz oder Anorexie)

Der Unterschied zwischen Hunger und Appetit liegt darin, dass Appetit ein lustvolles Verlangen nach bestimmten Speisen meint und Hunger ein physiologischer Ausdruck von Mangel an Essen ist. Das Gegenteil von hungrig ist satt, das von Appetit ist Ekel.

Appetitlosigkeit kommt während einer onkologischen Therapie häufig vor, ist aber überhaupt ein Zeichen sehr vieler Krankheiten, man denke nur an Fieber. Bei vielen Patienten besteht nicht bloß keine Lust auf Essen, nicht selten entsteht Ekel vor Speisen. Dieser kann so weit gehen, dass man gar kein Essen mehr sehen kann und schon gar nicht riechen. Der Volksmund beschreibt das mit Ausdrücken wie „Mein Magen ist zu", „Es widersteht mir" oder „Beim bloßen Anblick habe ich schon Brechreiz".

Bei Krankheit für kürzere Zeit nichts zu essen kann sehr sinnvoll sein, besonders wenn der Magen-Darm-Trakt mit in die Krankheit involviert ist. Bei an Krebs Erkrankten ist es jedoch meist so, dass diese Appetitlosigkeit für längere Zeit besteht und somit für den Genesungsprozess nicht mehr förderlich ist, ja sich direkt zu einem Problem auswachsen kann.

Naturheilkunde

Aus medizinischer Sicht ist es wichtig, sich gezielt mit der Ernährung zu beschäftigen. Chemotherapie und Strahlentherapie können zu entscheidenden Beeinträchtigungen des Appetits führen, von der Appetitlosigkeit über ein permanentes Völlegefühl, Geschmacksstörungen, Entzündungen in Mund und Magen bis hin zu Übelkeit und Erbrechen. Es gilt also, den Appetit ehestens wieder in Schwung zu bringen und die Lust auf Essen wieder zu beleben.

Zur Appetitstimulation setzt das Meraner Modell in der Phytotherapie in erster Linie auf Pflanzen mit vielen Bitterstoffen. Diese wirken nicht bloß appetitanregend, sondern auch verdauungsfördernd. Die Sekretion von Magensäften und Speichel sowie die Motorik des Magen-Darm-Traktes werden durch Bitterstoffe deutlich verbessert.

Im Handel gibt es längst ein breit gefächertes Angebot an Appetitanregern. Für den an und für sich gesunden Menschen mit temporärer Appetitlosigkeit sind Produkte wie Schwedenbitter® oder Bitter-Alpin® durchaus zu empfehlen. Zu achten ist darauf, dass in den meisten Produkten nicht

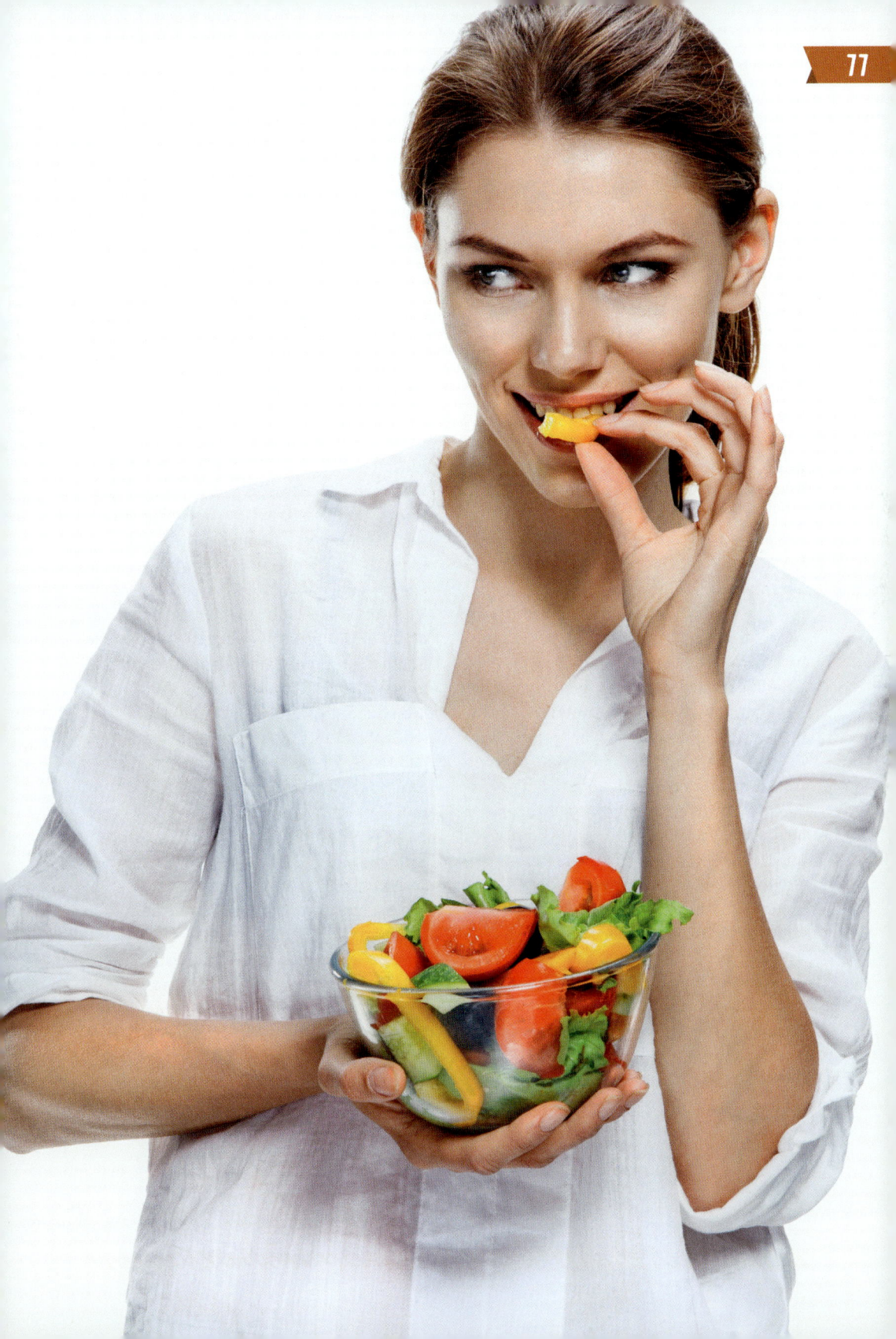

nur ein Paket an Heilkräutern mit hohen Bitterstoffanteilen verarbeitet ist, sondern auch Alkohol. Die bekanntesten bitteren Pflanzen sind Enzian, Mariendistel, Löwenzahn, Bitterer Bauernsenf, Engelwurz, Schafgarbe, Isländisch Moos, Hopfen und Wermut.

Die Volksmedizin schwört bei Appetitlosigkeit seit jeher auf Gelben Enzian (Gentiana lutea) und Wermut (Artemisia vulgaris) als Tee, Tinktur oder Schnaps.

Sehr empfehlenswert ist auch die Gabe von Lebertran. Viele verbinden dies mit unangenehmem Geschmack, heute gibt es aber Lebertran in den Apotheken in Kapselform in absolut akzeptabler geschmacklicher Zusammensetzung.

Bei der Appetitstimulation bei Krebspatienten ist immer darauf zu achten, ob es Wechselwirkungen zwischen Heilkräutern und der gerade laufenden Krebstherapie gibt. Das gilt auch für die Einnahme von Blütenpollen, einem exzellenten Appetitanreger. Sofern keine Kontraindikationen gegeben sind, nimmt man ca. 60 g Blütenpollen pro Tag zu sich, was einer Menge von drei Esslöffeln entspricht. Man beginnt mit einem Löffel am Tag und steigert die Dosierung täglich oder alle zwei, drei Tage um einen Esslöffel, bis man bei drei Löffeln am Tag angekommen ist. Der Vorteil der Blütenpollen ist nicht nur die appetitanregende Wirkung, sondern auch ihr besonders hoher Anteil an essentiellen Aminosäuren, die der Körper nicht selbst bilden kann, aber dringend zum Erhalt vieler Funktionen benötigt, besonders zum Aufbau der Muskeln und damit zum Erhalt der Kraft. Eines der großen Probleme bei Appetitlosigkeit ist der Gewichtsverlust mit einhergehendem Abbau der Muskelmasse. Weniger Muskeln bedeuten weniger Kraft für den Alltag. Schwäche und ein Gefühl der Schwäche sind meist die Folge von Kraftlosigkeit.

Sehr gute Erfolge sind bei Appetitlosigkeit auch mit Akupunktur zu erzielen. Dabei werden in erster Linie Punkte auf dem Magen- und dem Leber-Meridian gestochen, massiert oder mit Laser bestrahlt. Bei der Akupunktur muss aber immer der einzelne Mensch mit in die Wahl der zu behandelnden Punkte einbezogen werden.

Tipps für die Psyche

Wir alle sind verständlicherweise verunsichert und irritiert, wenn wir am Essen den Genuss verlieren, weil uns sogar unsere Lieblingsspeisen plötzlich nicht mehr schmecken und, egal was wir essen, alles gleich schal schmeckt.

Meist reagieren wir so, dass wir so tun, als wäre alles bestens. Schließlich möchten wir diejenigen, die für die Zubereitung der Speisen gesorgt haben, nicht vor den Kopf stoßen. Aber wir können es nicht lange verheimlichen: Ob zu wenig Zucker oder zu viel Salz – es ist einerlei geworden. Nichts schmeckt mehr!

Wieder Appetit bekommen, das wünscht man sich. Es lohnt sich, zu probieren und zu experimentieren, und es lohnt sich, die eigenen Sinne wieder anzuregen, speziell den Geschmack- und Geruchsinn, wenn man den Appetit wieder stimulieren möchte. Die Nase hat einen ganz wesentlichen Anteil, wenn es schmecken soll. Nicht zu vergessen ist das Auge, denn dieses isst immer mit. Denken Sie also mitunter daran, den Tisch schön zu decken. Wählen Sie eine besondere Dekoration aus. Kerzen sind nicht ausschließlich Romantikattribute. Wählen Sie manchmal besondere und für Sie ungewohnte Orte zum Essen. Vielleicht haben Sie die Möglichkeit, einmal auf einer Almhütte, an einem See oder im Restaurant eines Fernsehturmes zu speisen. Wichtig ist es, dem Essen wieder eine Bedeutung zu geben.

Reiben Sie zum Beispiel Ihre Hände mit einer Zitrone ein und riechen Sie an ihnen? Woran erinnert Sie der Geruch von Zimt? Haben Sie vielleicht schon lange nicht mehr Vanille gerochen? Ist Lavendelduft für Sie angenehm? Vielleicht kaufen Sie sich ein paar Fläschchen Aromaessenzen und beduften Ihre Wohnung. Es ist wich-

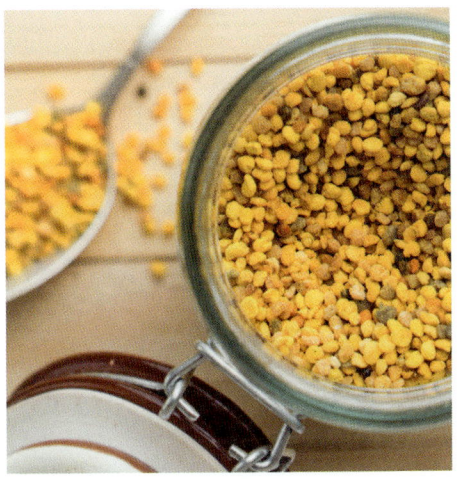

tig, dass man andere und anderes gut riechen kann. Das schafft Nähe und Sympathie. Der Geruchsinn ist phylogenetisch, also stammesgeschichtlich der erste Sinn, der sich im Laufe der Jahrtausende entwickelt hat. Über ihn treffen wir ganz wichtige Basal-Entscheidungen bezüglich Sympathie und Antipathie gegenüber einem anderen Menschen. Es ist also ein ganz wichtiger Schritt, sich in dieser Phase wieder selbst gut riechen zu können.

Eine Entspannungstechnik, eine Imagination bietet sich bei Appetitlosigkeit ganz besonders an. Suchen Sie einen ruhigen und ungestörten Ort auf und setzen oder legen Sie sich so hin, dass Sie es bequem haben. Schließen Sie nun Ihre Augen und machen Sie in Gedanken eine Reise zu einem Obstmarkt, einem Fischmarkt an den Hafen oder zum Fleischer. Stellen Sie sich ein riesiges Angebot an Lebensmitteln vor, die Ihnen immer gut gemundet haben. Spazieren Sie an den Angeboten vorbei und naschen Sie in Gedanken von allem, worauf Sie Lust haben. Eile ist dabei keine angesagt. Nach Beendigung dieser Gourmet-Reise sollten Sie tatsächlich in ein Geschäft gehen und sich etwas von dem, das Sie in der Imagination gekostet haben, kaufen und essen. Bitte kaufen Sie sich nicht gleich größere Mengen davon, es reicht vollkommen, wenn Sie ein klein wenig davon kosten.

Pflegerische Maßnahmen

Aus dem Bereich der Pflege ist besonders ein Aspekt hervorzuheben: Am besten, Sie essen in Gesellschaft. Essen dient nicht nur und ausschließlich der Energieversorgung des Körpers, Essen ist auch ein sozialer Akt. „Allein ist es im Himmel nicht fein!", dieser Spruch trifft für das Essen punktgenau zu. Wann immer Sie die Möglichkeit haben, essen Sie nicht allein, laden Sie jemanden ein oder gehen Sie ins Gasthaus. Auch wenn Ihr Haushaltsbudget das nur selten zulässt, sollten Sie, wann immer es geht, darauf zurückkommen, auch dann,

wenn Sie nur eine Kleinigkeit essen wollen. Der zweitwichtigste Aspekt bei Appetitlosigkeit ist, dass Sie Ihre Lebensmittel nicht nur nach gesundheitlichen Kriterien aussuchen: Essen Sie das, was Ihnen schmeckt, und richten Sie sich zeitlich nach Ihrem Hungergefühl und nach Ihrer, auch noch so geringen, Esslust und nicht unbedingt nach der Tageszeit.

Essen Sie immer dann, wenn es geht, also öfters am Tag. Besonders kleine Häppchen bieten sich an, da sie schnell zubereitet sind. Achten Sie darauf, während des Essens möglichst keine Flüssigkeit zu sich zu nehmen und bei geplanten Mahlzeiten auch vor dem Essen nichts zu trinken. Getränke füllen den Magen und können das Hungergefühl vertreiben.

Durchaus förderlich ist es aber, vor den Mahlzeiten einen Schluck Ingwerwasser zu sich zu nehmen. Ingwer ist bekanntlich „wärmend" und regt die Verdauung an. Vielleicht noch besser ist es, pulverisierte Bitterkräuter vor dem Essen im Mund einzuspeicheln. Bitterstoffe werden direkt von der Mundschleimhaut aufgenommen und regen so den Appetit unmittelbar an.

Das Um und Auf bei Appetitlosigkeit ist Bewegung. Speziell Bewegung in der frischen Luft tut sehr gut. Auch längere Spaziergänge sind durchaus zu empfehlen. Überschreiten Sie aber nie Ihre Grenzen,

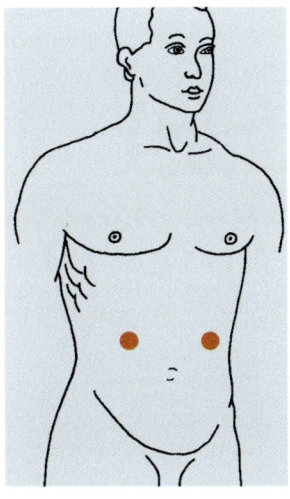 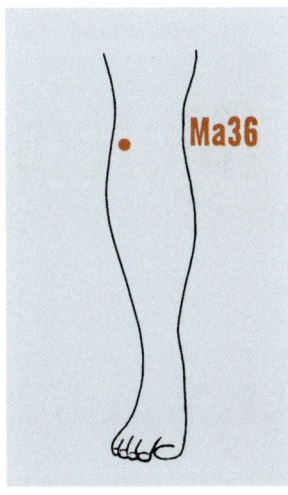 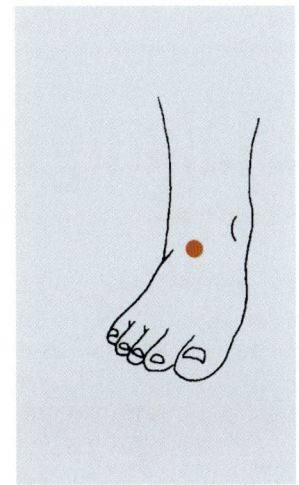

denn Überanstrengung ist nicht förderlich. Beginnen Sie also mit kurzen Spaziergängen oder leichter Gymnastik und steigern Sie dies allmählich. Jeder Schritt hilft!

Das kann ich selbst tun

Gegessen wird meist zu Hause. Also können so gut wie alle bereits genannten Empfehlungen zu Hause umgesetzt werden, die Entspannungstechniken genauso wie die Einnahme von Bitterstoffen oder Lebertran. Besprechen Sie es aber immer mit Ihrem Arzt, wenn Sie sich beispielsweise dafür entschieden haben, eine Ernährungsumstellung in intensiver Form anzugehen.

Zwei Dinge können wir für zu Hause noch zusätzlich empfehlen.

› Akupressur: Massieren Sie Ihren untersten Rippenbogen im Bereich der Mitte langsam und behutsam, auch für mehrere Minuten. Wechseln Sie dann über in das Grübchen, das sich zwei Finger breit entfernt auf 2 Uhr außen unterhalb der rechten Kniescheibe befindet, dasselbe auf 10 Uhr unterhalb der Kniescheibe Ihres linken Beines (Ma36). Beenden Sie die Massage in dem Moment, wo Sie das Gefühl haben, dass es reicht, und wechseln Sie anschließend zum Übergang vom Schienbein zum Fußrücken. Massieren Sie diesen Punkt etwas fester als die vorhergehenden. Unterbrechen Sie die Massage sofort, wenn Hungergefühl oder Lust auf Essen auftauchen, und essen Sie – egal wie wenig es sein mag!

› Geben Sie in das Wasser Ihrer Duftlampe ein paar Tropfen ätherischen Öles von Ingwer, Kümmel, Salbei, Bergamotte oder Zitrone. Ihr Hungerzentrum, der Hypothalamus im Zwischenhirn, kann nämlich auch sehr gut über den Geruchssinn angeregt werden.

Blähungen (Meteorismus)

Blähungen sind keine Krankheit, aber ungemein unangenehm und lästig, und mitunter können sie auch ziemlich schmerzen. Meist sind sie die Folge von zu viel Fäulnisgasbildung im Darm. Das sind regelrechte Giftgase, die durch eine lückenhafte und ungenügende Verwertung der eingenommenen Nahrung entstehen, was wiederum ein Hinweis auf eine nicht intakte Darmflora ist.

Die Ursachen für Blähungen liegen in erster Linie im Bereich der Ernährung, möglicherweise aber auch in der Einnahme bestimmter Medikamente wie gewisser Antibiotika, Antidiabetika oder einiger Schmerzmittel. Blähungen können entstehen durch chronisch entzündliche Darmerkrankungen wie Colitis ulcerosa, durch Leberschwäche, durch Nahrungsmittelunverträglichkeiten wie Fructose-, Lactose-, Histamin- oder Gluten-Intoleranz, sie können aber auch durch den Genuss einzelner Lebensmittel wie beispielsweise eines Apfels ausgelöst werden.

Blähungen entstehen auch durch zu viel Zuckeraustauschstoffe wie Sorbit (E 420) oder Maltit (E 965), die in vielen industriell hergestellten Lebensmitteln vorkommen, so zum Beispiel in Kaugummis, Bonbons, Marzipan, zuckerfreien Softdrinks, aber auch in vielen Diabetikerlebensmitteln zu finden sind.

Im Bereich der Ernährung ist vor allem darauf zu achten, dass nicht zu viel Zucker, zu viele Getreideprodukte und tierische Eiweiße gegessen werden. Dabei spielt es keine Rolle, ob es sich um biologisches Getreide oder Vollkornprodukte handelt. In jedem Fall unterstützen diese Stoffe die Fäulnisgasbildung im Darm. Erschwerend kommen noch die Essgewohnheiten hinzu. Essen Sie hastig, kauen Sie wenig, gehen Sie am Abend unmittelbar nach dem Essen zu Bett oder essen Sie nur einmal am Tag? Das sind alles Faktoren, die es erschweren, Blähungen wieder loszuwerden.

Blähungen entstehen auch durch bestimmte Lebensmittelkombinationen wie Früchte und Getreideprodukte. Im ersten Augenblick vermutet man, dass sich so eine Zusammensetzung ja doch nicht auf dem eigenen Speisezettel befindet. Wenn man dann aber an Brot mit Marmelade oder an Obstkuchen denkt, ahnt man gleich, dass man sich gar nicht immer so richtig bewusst ist, woraus die Speisen, die man tagtäglich mit Genuss isst, eigentlich bestehen und welche „Mixtur" man da manchmal zu sich nimmt. Ähnlich wie mit der Kombination aus Getreide und Obst verhält es sich für viele Menschen mit der Speisenkombination aus Getreide und Milchprodukten wie Nudeln mit Parmesan. Auch Pizza oder ein simples Käsebrot zählen zu diesen Bläh-Paaren – ja, und selbst länger andauernder Stress kann zu Blähungen führen!

Naturheilkunde

Von medizinischer Seite gilt es zuerst die Ursache für länger anhaltende Blähungen abzuklären. Lassen sich diese auf Nahrungsmittelunverträglichkeiten oder Ähnliches zurückführen oder sind sie als Nebenwirkung einer Krankheit, eines Medikamentes oder einer Therapie einzustufen?

Im ersten Fall muss man den Auslöser über geeignete Laboruntersuchungen oder auch nur durch die Führung eines Essenstagebuches eruieren und nach der Aufklärung des Patienten über die geeignete Ernährung die entsprechende Therapie wie Darmreinigung, Aufbau der Darmflora und so weiter einleiten.

Die Ernährungsumstellung geht in die Richtung, dass möglichst keine Fertigprodukte genossen werden und man insgesamt auf basische Ernährung mit vielen Vitalstoffen setzt. „Bläher" wie Äpfel, Bohnen, Kirschen, Kohl, Lauch, Pflaumen, Zwiebeln usw. sollten tunlichst gemieden werden. Vorsicht ist auch bei kohlensäurehaltigen Getränken oder Schokolade, fett Gebackenem oder gedörrtem Obst angebracht.

Speisen sollten, wo immer möglich, mit „Blähungshemmern" wie Kümmel, Dill oder Fenchel zubereitet werden. Nicht von ungefähr hat man etwa seit jeher dem Krautsalat Kümmel beigegeben. Auf Hülsenfrüchte sollte man nicht verzichten, denn sie enthalten viele gesundheitsfördernde Inhaltsstoffe, aber man sollte zumindest das Kochwasser wegschütten, denn gerade in ihm befinden sich die meisten blähenden Wirkstoffe.

Im zweiten Fall, also wenn die Blähungen eine unerwünschte Nebenwirkung sind, gilt es speziell bei onkologischen Krankheiten auf eine mögliche Wechselwirkung zwischen der Therapie gegen die Blähungen und der Krebstherapie zu achten. Der Aufbau der Darmflora und die Darmreinigung stützen sich häufig auf die Gabe von Probiotika, also lebende Mikroorganismen wie Milchsäurebakterien (Laktobakterien) oder Bifidobakterien. Dabei kann es zu sehr ungünstigen Wechselwirkungen kommen, weshalb ärztlicher Rat hier unerlässlich ist.

Eine Möglichkeit, die Blähungen sehr gut und nachhaltig in den Griff zu bekommen, ist die Gabe von Mariendistel (Silybum marianum) oder von Artischocken-Kapseln (Cynara). Bitterstoffe (Bitter-Alpin®) erleichtern im Allgemeinen die Verdauung und helfen ebenfalls, Blähungen zu vermeiden.

Tipps für die Psyche

Blähungen haben mit Druck zu tun und sind Ausdruck für ein Zuviel – wovon auch immer. Druck muss abgelassen werden. Wir alle kennen das aus vielen anderen Bereichen des Lebens. Ablassen, loslassen und in Zukunft nicht mehr so viel aufnehmen. Klingt fast schon kindlich einfach, gehört aber zu den schwierigsten Aufgaben im Leben. Egal ob es um unsere eigene Jugend geht, wo wir nicht umhinkommen, sie mit zunehmendem Alter zurückzulassen, oder ob es um unsere Kinder geht, die uns spätestens ab einer bestimmten Schuhgröße verlassen und ihren eigenen Weg gehen. Blähungen haben wohl nicht direkt mit den eben angeführten Lebenssituationen etwas zu tun, man kann sie aber analog zu diesen Bereichen sehen.

Es ist bei Imaginationen nicht immer von Vorteil, wenn man sich die Lösung des aktuellen Problems vorstellt, manchmal – und das scheint uns auch bei Blähungen der Fall zu sein – ist es besser, wenn man die eigene Fantasie im problemanalogen Bereich ihre Kreise ziehen lässt.

Bei Blähungen kann man sich vorstellen, dass man einen bestimmten Lebensinhalt im positiven Sinne aufgibt. Man lässt ihn zurück, übergibt ihn der eigenen Vergangenheit und Geschichte und kann stolz darauf sein, dass man es geschafft hat, zum Beispiel dem eigenen Kind dabei behilflich gewesen zu sein, erwachsen und selbständig zu werden. Als Bild eignet sich dafür ganz besonders eine Mauer mit einer Tür oder ein Zaun mit einem Gatter. Wir schreiten durch etwas hindurch und gehen auf Neues zu. Das ist nur möglich, wenn man Altes hinter sich lässt.

Dabei ist die chronologische Reihenfolge zwingend zu beachten: Zuerst benötige ich einen Ansporn, eine Faszination des Neuen, dann kann man Altes problemlos hinter sich lassen. Zuerst muss ich wissen, was ich morgen mache, dann ist es relativ, was ich gestern gemacht habe, ähnlich der Antwort von Bundeskanzler Konrad Adenauer, der auf den Hinweis eines Journalisten, dass er heute das Gegenteil von dem behaupte, was er gestern gesagt habe, antwortete: „Was interessiert mich mein Geschwätz von gestern!?"

Pflegerische Maßnahmen

› Sehr wohltuend ist eine sanfte, im Uhrzeigersinn kreisende Bauchmassage. Diese nimmt speziell die Spitzen des Druckes und der Schmerzen und kann auch zu Hause fortgesetzt und an sich selbst angewandt werden. Im Uhrzeigersinn deshalb, weil der aufsteigende Ast des Dickdarmes sich auf der rechten Bauchseite befindet und der absteigende, ins Aus führende auf der linken Seite. Auf diese Weise massiert man in die richtige Richtung.

> Linderung verschaffen kann bei Blähungen auch die Aromapflege. Zum einen über auf Körperwärme temperierte Ölkompressen, die auf den Bauch aufgelegt werden, aber auch über eine Duftlampe. Dazu eignen sich die ätherischen Öle von Fenchel, Bergamotte, Ingwer, Nelke oder Koriander.

> Das einfachste Hausmittel bei Blähungen ist nach wie vor der Fenchel-Kümmel-Anis-Tee. Am besten bis zu einem halben Liter warm getrunken, dann, über den Tag verteilt, in kleinen Schlucken.

> Absolut nie zu vergessen ist Bewegung: kleine gymnastische Übungen oder einfach nur Spazierengehen.

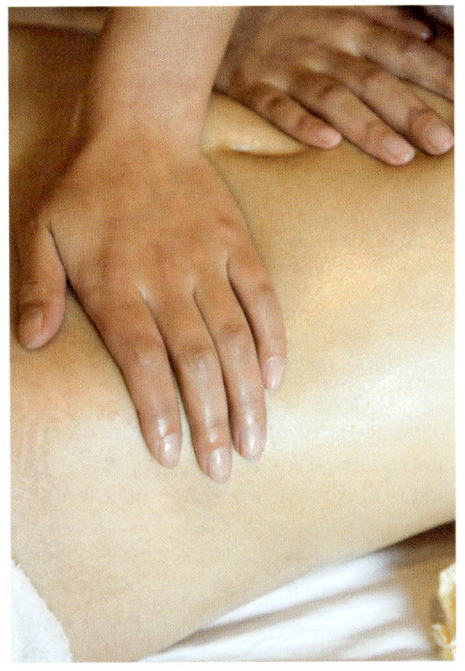

Das kann ich selbst tun

Die Liste dessen, was man bei Blähungen tun kann, beginnt mit den „kein"-Vorschlägen:
> keinen Alkohol
> keine Äpfel
> kein Koffein
> kein Nikotin
> kein rohes Gemüse
> kein rohes Obst
> kein Vollkorn
> keine fetten Milchprodukte
> keine Hülsenfrüchte
> keinen Kohl
> keinen Mais
> keinen Salat
> keine Zwiebeln

... und geht weiter mit den „gut wäre"-Vorschlägen

❯ gut wäre, beim Essen wenig zu trinken
❯ gut wäre, betont langsam zu essen
❯ gut wäre Bewegung
❯ gut wäre, eine Wärmflasche auf den Bauch zu legen
❯ gut wäre Fencheltee oder Ingwertee
❯ gut wäre, jeden Bissen 30-mal zu kauen
❯ gut wäre, Kümmelsamen zu kauen, sofern Sie diesen vertragen
❯ gut wäre Löwenzahn (Taraxacum)
❯ gut wäre Petersilie
❯ gut wäre Pfefferminzöl bei Aufstoßen – einen Tropfen in den Tee oder ins warme Wasser
❯ gut wäre, warmes Wasser zu trinken
❯ gut wären Bitterstoffe
❯ gut wäre ein Stück Würfelzucker, getränkt mit fünf Tropfen Anisöl

Überschüssige Gase werden Sie sehr leicht los, indem Sie sich auf den Rücken legen, Ihre Beine in die Luft strecken und dann „Fahrrad fahren". Spätestens nach 300 Metern wird Ihnen leichter ...

Ganz wunderbar kann auch Akupressur helfen. Dazu eignet sich die Massage von drei Punkten:

❯ Dü3: Sie machen eine Faust, gleich vor dem Endgelenk des kleinen Fingers entsteht eine kleine Hautwulst, genau da massieren Sie sich.
❯ Le5 finden Sie drei Querfinger oberhalb Ihrer Innenknöchel.
❯ Ma36 ist im Grübchen zwei Finger breit auf 2 Uhr außen unterhalb der rechten Kniescheibe bzw. auf 10 Uhr unterhalb der linken Kniescheibe.

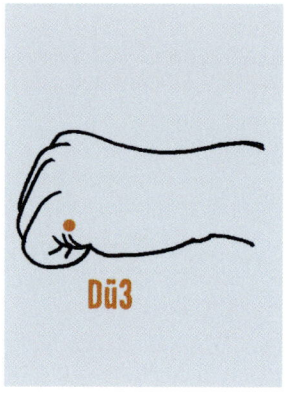

Dü3

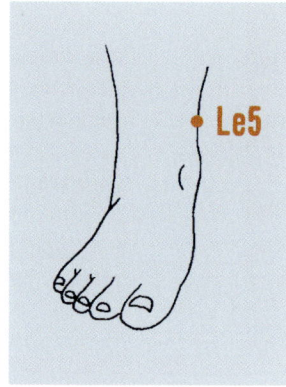

Le5

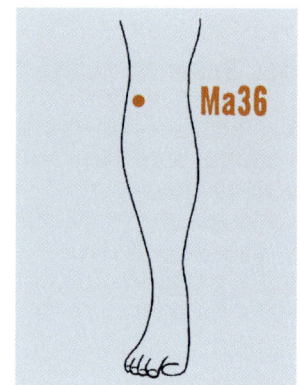

Ma36

Depressive Verstimmung

Eine depressive Verstimmung ist noch lange keine Depression, doch hat sie mit dieser sehr viele Ähnlichkeiten. Der Ausdruck Depression kommt aus dem Lateinischen und bedeutet so viel wie Niedergedrücktheit. Mit dem deutschen Begriff kann man bereits viel mehr anfangen, man versteht sofort, worum es geht.

Eine Depression hat mit den Ängsten den Rückzug vom Leben gemeinsam. Man möchte in Ruhe gelassen werden und am liebsten niemanden, auch nicht die engsten Familienangehörigen, sehen. Angst und ständige Unruhe begleiten einen.

Sorgen um das Morgen, Grübeln bei Nacht, Schwäche und Antriebslosigkeit tagsüber – die Stimmung ist am Boden, es verschlägt einem den Atem und die Stimme, als Person nimmt man sich kaum mehr wahr. Verlust von Freude, totale Antriebslosigkeit, erschreckende Hoffnungslosigkeit, immer größer werdende Schuldgefühle und niederschmetternde Selbstvorwürfe kennzeichnen die depressive Verstimmung.

Diese pure Verzweiflung überträgt sich meist auch auf die Angehörigen. Auch diese sind sehr oft mit der neuen Situation vollkommen überfordert. Plötzlich ist ein Mensch, den sie bestens zu kennen geglaubt hatten, total verändert, wie auf den Kopf gestellt. Optimismus, Tatendrang und Lebenslust sind verschwunden. Man versucht Ratschläge zu geben und merkt, dass davon nur die „Schläge" anzukommen scheinen. Man versucht es mit gutem Zureden, mit Mutmachen. Man stößt auf eine Wand der Verzweiflung.

Die Betroffenen spüren ein Stimmungstief, den Verlust von Interesse und Freude an Alltagsaktivitäten. Wie mit einem schweren Kohlesack auf dem Buckel müht man sich durch den Tag.

Enttäuschung über das vermeintliche eigene Versagen, eine Verbitterung darüber, dass man das Gefühl, ja die Überzeugung hat, dass man nicht mehr dazugehört, die körperliche Versehrtheit und Verletzung und die Todesangst begleiten etwa jeden vierten Krebskranken.

Für die Betroffenen ist es von entscheidender Wichtigkeit zu klären, ob man Unterstützung und eventuell auch professionelle Hilfe braucht.

Naturheilkunde

Ein Indikator für die depressive Verstimmung ist unter anderem die Güte des Schlafes. Ist dieser gestört oder fühlt man sich in der Früh wie gerädert und hat überhaupt keine Lust aufzustehen, kann das auf eine depressive Verstimmung hinweisen. Meist wird von ärztlicher Seite zu rasch an die Verschreibung von Schlafmitteln und Psychopharmaka gedacht, die ab einer bestimmten Grenze ohne Zweifel ihre sehr gute Indikation haben. Der erfahrene Arzt sollte aber zuerst an sanftere Methoden denken, um eine beginnende depressive Verstimmung gemeinsam mit dem Patienten in den Griff zu bekommen. Dabei bieten sich etwa folgende Bereiche und Methoden an:

▸ Pflanzenheilkunde
▸ Akupunktur (siehe Seite 24)
▸ Homöopathie (siehe Seite 33)
▸ Psychologische Betreuung
▸ Shiatsu (siehe Seite 50)
▸ Wechselbäder
▸ Bewegung
▸ Mal- und Kreativtherapie

Das Meraner Modell stützt sich bei der depressiven Verstimmung von Krebspatienten im Feld der Pflanzenheilkunde speziell auf folgende bewährte Phytotherapeutika, deren Wirksamkeit auch durch entsprechende Studien untermauert wurde.

▸ Das kräftig gelb blühende Johanniskraut (Hypericum) wird auch als das Arnika der Nerven bezeichnet. Es tut da ähnlich gute Dienste wie die tiefgelb bis orangengelb blühende Arnika im Bereich von Prellungen, weshalb diese im Volksmund auch Bergwohlverleih genannt wird. Das

Johanniskraut zählt zu den wichtigsten pflanzlichen Mitteln gegen depressive Verstimmungen,[12] allerdings zeigt es Wechselwirkungen mit der Chemotherapie und aufgrund seiner Wirkungen auf die Haut auch mit der Strahlentherapie. Darauf muss unbedingt geachtet werden. Die Wechselwirkung kann so groß sein, dass durch die Verwendung von Johanniskraut die Wirkung der Chemotherapie stark negativ beeinflusst wird. Auf keinen Fall sollte man die bestrahlten Hautflächen mit Johanniskrautöl einreiben!

▸ Ähnliches wie für das Johanniskraut gilt auch für die Passionsblume (Passiflora). Auch sie weist ein gutes Erfolgsbild bei depressiver Verstimmung auf und ist während der Krebsbehandlung mit Vorsicht anzuwenden.

▸ Die Traubensilberkerze (Actaea racemosa oder Cimicifuga) zeigt eine statistisch signifikante Verbesserung von Hitzewallungen und Depression.[13]

▸ Auch Ginseng zeigt bei depressiver Verstimmung eine deutliche Verbesserung. Es wird täglich eine Dosis von 1.000 bis 3.000 mg verabreicht. Auch bei Ginseng ist auf Wechselwirkungen zu achten, weil er eine östrogenartige Aktivität entwickelt und dies zum Beispiel für Patientinnen mit sogenanntem hormonrezeptorpositivem Mammakarzinom nicht vereinbar ist. Die Studienlage ist insgesamt aber auch für Ginseng sehr gut.[14]

> Eine gut verträgliche pflanzliche Alternative ist das Lavendelöl in Kapselform, auch Rosenwurz kann unterstützend positive Effekte zeigen.

Auch die Gabe von L-Carnitin kann eine sehr positive Auswirkung auf die depressive Verstimmung haben, wie einschlägige Studien zeigen.[15]

Tipps für die Psyche

Wenn man sich ganz unten fühlt, sich selbst kaum mehr spürt, von dunklen Gedanken verfolgt wird und kein Licht am Ende des Tunnels sieht sowie jedwede Motivation fehlt, ist es nicht leicht, sich selbst aufzurichten. Und doch: Man kann sich mit Hilfe anderer von dieser beengenden Überzeugung befreien. Es geht darum zu lernen, nur kleine, erreichbare Ziele anzustreben, Ziele, deren Verwirklichung man in kurzer Zeit schaffen kann. Nicht auf dem Mars landen zu wollen sollte das Ziel sein, sondern zum Beispiel beim nächsten Mal, wenn man um etwas gebeten wird, Nein zu sagen. Dies nicht, weil man ab sofort die asoziale Linie fahren sollte, und auch nicht, um die eigene Härte hervorzuheben. Es geht darum, dass man auch lernt zu entscheiden, ob man Ja oder Nein sagen will, bevor man gebetsmühlenartig in beeindruckender Selbstverständlichkeit Ja sagt.

Jasagen fördert das Wirgefühl, Neinsagen das Ichgefühl, die Individualität und Besonderheit. In der Genesungsphase von Krebs ist es besonders wichtig, für sich selbst zu erfahren, was man wirklich und tatsächlich möchte, möglichst ohne größere Einflussnahme von Kultur und Erziehung. „Ent-scheiden" lernen und somit Scheidung aufheben lernen ist zentral, ist wie sich selbst Antworten geben auf Fragen wie „Was will ich?" und „Was will ich wirklich?". Die Antworten darauf haben sehr viel mit dem eigenen Lebenssinn zu tun.

Bei der depressiven Verstimmung gibt es ein paar hilfreiche und klare Grundmuster und Gebote. An wohl erster Stelle steht: Du sollst nicht spät aufstehen! Fast genauso wichtig ist: Du sollst dich nicht in die Einsamkeit verkriechen! oder: Du sollst dich nicht sehr mit der Vergangenheit beschäftigen!

Es gilt, neue Ziele zu suchen, neue Aufgaben. Selbsthilfegruppen können auf diesem Weg sehr hilfreich sein, allerdings nur so lange, wie man diese als positiv empfindet. Der große Haken an Selbsthilfegruppen ist, dass man sich zwar mit ihrer Hilfe aus dem Problem herausentwickeln kann, sich aber auch immer mehr darin verstricken kann.

Um das eigene Selbstwertgefühl zu steigern, kann die Spiegelübung nützlich sein. Es geht um das Gewahrwerden des eigenen inneren Zwillingsgeschwisters, es geht darum, von sich selbst zu erfahren, was unser anderer Teil unserer Zweifel

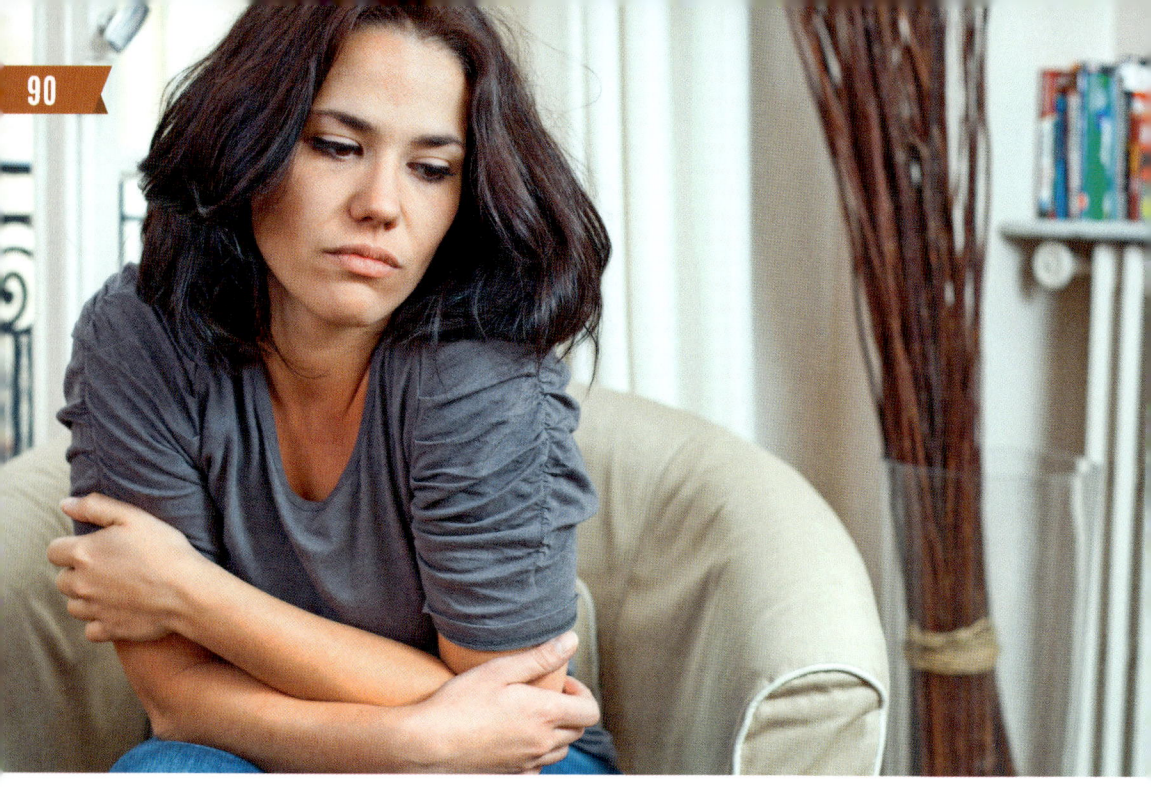

(= 2 Fälle) sagen würde. Über die Auflösung des „Zwei-Falles" gelangen wir so zum „Ein(1)-Fall". Sagt der Einfall auch, dass wir nichts wert sind, behauptet der auch, dass wir nicht mehr lange zu leben haben, vertritt der auch die Meinung, dass wir nicht mehr dazugehören?

Setzen Sie sich vor einen Spiegel, schauen Sie sich an und lassen Sie dabei die eigenen Konturen langsam verschwimmen. Schließen Sie die Augen und stellen Sie sich die Frage, was Ihr Ebenbild, Ihr Spiegelbild, Ihr Zwillingsgeschwister zu einem bestimmten Problem zu sagen hat. Sie werden erstaunt sein, welche Fantasie und Bandbreite an Gedanken Sie haben. Lassen Sie es einfach zu – selbst wenn Ihnen das eine oder andere als verrückt erscheint. Achten Sie lediglich darauf, dass es positive Gedanken sind.

Gehen Sie bitte in allen Phasen von depressiver Verstimmung davon aus, dass Sie sich nicht allein zu Ihrem seelischen Befinden Aufschluss und Rechenschaft geben können. Glauben Sie den Urteilen Ihrer Vertrauenspersonen und entscheiden Sie sich gegebenenfalls rechtzeitig für den Beginn einer Psychotherapie.

Pflegerische Maßnahmen

Pflege teilt sich immer in zwei Bereiche: sich pflegen oder sich pflegen lassen. Bei der depressiven Verstimmung ist die zweite Möglichkeit der ersten vorzuziehen, und zwar deshalb, weil man da nicht allein ist. Trotzdem sind auch die Single-Formen sehr hilfreich.

> Zu den allein zu verrichtenden Therapien zählt neben Yoga, Qigong und Akupressur die Aromapflege mit Angelikawurzel, Basilikum, Bergamotte, Lavendel, Rosen- oder Sandelholz.

> Bei der Akupressur sollte man die beiden Punkte Lu1 und Lu2 massieren; diese Punkte liegen vorne am Schultergelenk am Übergang vom Arm zum Rumpf, zwei bis drei Finger breit oberhalb der Achselfalte (siehe Seite 149).

> Zu den Paarmethoden gehören Shiatsu, Healing Touch und Massagen. Alle drei setzen ein bestimmtes fachliches Können voraus, kann man aber auch ohne Weiteres in der Amateurform zu Hause mit einem Menschen ausüben, der einem nahesteht.

> Die Musiktherapie nimmt eine Sonderstellung ein. Töne, Rhythmen und Musik werden seit Urzeiten als Heilmittel eingesetzt. Sanfte Musik wirkt bei den meisten Menschen beruhigend, aber auch aufwühlende anspornende Musik kann beim einen oder anderen bei depressiver Verstimmung wahre Wunder wirken. Probieren Sie es einfach aus. Selbst für die Tierwelt konnte nachgewiesen werden, dass Musik im Körper etwas bewegt. So hat man herausgefunden, dass Musik von Johann Sebastian Bach bei Kühen die Milchproduktion zu steigern vermag.

> Bei Musik geht es aber nicht allein um Musikhören. Musikmachen, also Musizieren, Singen oder Komponieren, tut dem Organismus gut. Der Takt schwingt sich mit dem Herzschlag ein. Die Königsdisziplin bei depressiver Verstimmung bleibt aber der Tanz. Die gemeinsame Bewegung zur selbst gewählten Lieblingsmusik Musik erzeugt ein Gefühl von Geborgenheit und Vertrauen. Sich fallen zu lassen in die Welt der Töne und Rhythmen ist wie das Aufstoßen eines Tores in die archaische Welt des Urvertrauens.

Das kann ich selbst tun

Die bereits genannten Möglichkeiten der Allein-zu-Hause-Methoden lassen sich noch ergänzen durch den Rat, sich viel zu bewegen und sich auch auf Kreatives wie Malen zu stützen, sofern man dafür eine Ader hat.

Auch Wechselbäder sind bei einer depressiven Verstimmung eine Wohltat. Dabei kann man den gesamten Körper dieser Prozedur unterwerfen. Beginnen Sie wie immer herzfern und übertreiben Sie nicht, denn weniger ist auch bei den Wechselbädern sehr häufig mehr.

Eine besondere Möglichkeit für zu Hause stellt die Lichttherapie dar. Bleiben Sie, vom Schlafen einmal abgesehen, so wenig wie möglich in dunklen Räumen. Setzen Sie sich direkt unter helles und möglichst weißes Licht. Lassen Sie sich regelrecht bescheinen. Sie werden sehen, wie gut das tut. Dies gilt speziell in den Depressionsjahreszeiten Herbst und Winter. Studien haben gezeigt, dass man Depressionen mit sehr starkem, weißem Licht gut beeinflussen kann.

Durchfall (Diarrhö)

Frei nach Goethe könnte man sagen: „Nur wer den Durchfall kennt, weiß, was ich leide!" Einmal abgesehen davon, dass Durchfall eine sehr lästige und manchmal auch schmerzvolle Angelegenheit ist, kann die Diarrhö, wie Durchfall in der Fachsprache genannt wird, auch äußerst gefährlich sein. Der Name kommt vom Griechischen diárrhoia und bedeutet so viel wie „durchfließen". Und damit wird schon klar, dass man für genügend Flüssigkeitsaufnahme sorgen muss, damit man, bedingt durch den Durchfall, nicht „austrocknet" und zu viel an Elektrolyten verliert.

Naturheilkunde

Aus ärztlicher Sicht ist zuerst abzuklären, ob der Durchfall Folge der Chemo- oder der Strahlentherapie ist oder durch Infektion von Bakterien, Viren oder Pilzen verursacht ist. Durchfall kann auch auf eine Nahrungsmittelunverträglichkeit zurückzuführen sein, wie etwa eine Laktoseintoleranz, auf Stoffwechselstörungen oder auf ganz allgemeine Darmerkrankungen.

Das Meraner Modell empfiehlt hier eine Laboruntersuchung und eine Stuhlanalyse. Es geht um eine grundlegende Darmsanierung, um gezielten Darmflora-Aufbau, weil es absolut nicht egal ist, welche Bakterienkulturen ich dem Darm zuführe. Der Darm muss exakt mit jenen Bakterien versorgt werden, die ihm fehlen, weil sie beispielsweise durch die Chemotherapie zerstört worden sind.

Es macht hier wenig Sinn aufzuzählen, bei welchen Chemotherapeutika Durchfall als Nebenwirkung sehr wahrscheinlich auftritt, oder näher darauf einzugehen, dass zum Beispiel auch die Mistel Nebenwirkungen haben kann wie lokale Rötung, Allergie oder eben auch Durchfall. Wichtig zu wissen ist, dass es sich nicht empfiehlt, bei Durchfall selbst an sich herumzudoktern, weil etwa das Mittel, das dem Nachbarn sehr geholfen hat, gerade im eigenen Fall die gegenteilige Wirkung haben kann.

Darmflora-Aufbau

> Heilerde, ein Pulver, das aus eiszeitlichen Ablagerungen von Löß gewonnen wird, bindet überschüssiges Wasser und ist darüber hinaus sehr reich an Mineralstoffen und Spurenelementen. Davon nimmt man, sofern nicht anders verordnet, zwei- bis dreimal täglich einen Portionsbeutel (z. B. Luvos®). Heilerde sollte man nicht gleichzeitig mit anderen Medikamenten einnehmen, sondern damit ungefähr eine Stunde zuwarten.

> Beim Aufbau der Darmflora denkt man in erster Linie an die Darmbakterien. Diese können mit Hilfe einer Stuhlprobe bestimmt

und präzise ersetzt werden. Auch bei den Darmbakterien gibt es aber Grenzen. Wir arbeiten ja mit lebendigen Bakterienkulturen, und diese sind sehr effektiv, wenn das Abwehrsystem halbwegs fit ist. Sind die weißen Blutkörperchen durch die Chemotherapie aber zu sehr geschwächt, dann sollte man auch mit der Gabe von Darmbakterien aussetzen und warten, bis sich die Abwehrzellen wieder erholt haben.

› Bei Beckenbestrahlung kommt es vor, dass der Durchfall länger andauert. Mit der kontrollierten Gabe von Selen kann dem entgegengewirkt werden, wie einschlägige Studien zeigen.16

› Auch Kohle-Fertigpräparate wie Carbone® 125 mg zeigen gute Besserung.

Phytotherapie

› Myrrhinil® ist ein gutes Fertigprodukt, das aus Myrrhe, Kamille und Kaffeekohle zusammengesetzt ist. Dreimal drei Tabletten vor den Mahlzeiten sind zu empfehlen. Auch hier gilt der Hinweis auf den zeitlichen Abstand zu anderen Medikamenten. Achten Sie auf ausreichend Flüssigkeitsaufnahme. Ihr Arzt sollte Ihre Elektrolyte im Auge behalten!

› Flohsamenschalen (z. B. Pascomucil®, zweimal täglich ein Portionsbeutel nüchtern) sollten nicht mit Leinsamen verwechselt werden, diese haben nämlich die genau gegenteilige Wirkung. Flohsamen müssen geschrotet sein und man muss auf

genügend Flüssigkeit und eine mögliche Flohsamenallergie achten. Die Europäische Arzneimittelagentur in London hat die Wirksamkeit und Sicherheit von Flohsamenschalen im Oktober 2006 in Form eines „EU Herbal Monograph" bescheinigt.

› Getrocknete Schwarzbeeren (Heidelbeere oder Vaccinium myrtillus): 3 Esslöffel in kaltem Wasser für ein paar Stunden ansetzen und dann 10 Minuten in 300 ml Wasser kochen und trinken. Achtung: Frische oder aufgefrorene Schwarzbeeren haben die gegenteilige Wirkung!

› Blutwurz (Potentilla erecta) ist ein gelb blühendes Rosengewächs und wirkt als Tinktur oder Extrakt stark wasserbindend, austrocknend und entzündungshemmend.

Akupunktur

› Für den in TCM geschulten Arzt ist Durchfall ein Kältesymptom und kann deshalb sehr gut unterstützend mit feuchtwarmen Leibwickeln behandelt werden. Dabei taucht man ein Handtuch in sehr warmes Wasser, wringt es aus und legt es auf den Bauch auf. Darauf breitet man ein trockenes Tuch und deckt sich im Bett gut zu. Man bleibt so lange darin, als man das feuchte Tuch als angenehm warm empfindet. Nach den Regeln der Akupunktur gilt es, das Milz-Qi zu stärken oder, anders ausgedrückt, dem Milzmeridian Energie zuzuführen. Dazu kann man MP4 und Di4 tonisierend stechen.

Sehr hilfreich können Qigong und andere sanfte Bewegungen sein. Denken Sie aber daran, dass man bei Durchfall ohnehin äußerst geschwächt ist und somit anstrengende Bewegungen und Sport dem Befinden nicht unbedingt zuträglich sein müssen.

Ernährung
> Auf Flüssigkeitsersatz achten, am besten mit schwarzem Tee (gute 10 Minuten ziehen lassen) oder Fencheltee.
> Hafer-Reis-Leinsamenschleimsüppchen sind wohltuend.
> Kartoffelpüree ist zu empfehlen.
> Zu empfehlen sind auch geriebenes Apfel- oder Bananenmus, aber bitte kein anderes frisches Obst oder Gemüse.
> Auf Milch verzichten.

Tipps für die Psyche

Durchfall löst als Begriff meist negative Assoziationen und Gedanken aus. Wenn es sich wie in unserem Fall um durch eine Chemotherapie verursachten Durchfall handelt, so wird man vielleicht an ein Netz denken, durch das man fällt – oder es kommen gar Erinnerungen an die Schulzeit auf. Durchfall ist ein Begriff, der auch Gedanken an Abfall hervorrufen kann. Man kann an Windeln denken und daran, dass man nicht mehr imstande ist, die Kontrolle über seine Körperfunktionen zu behalten. Hilflosigkeit und eine bestimmte Ohnmacht machen sich bei Durchfall breit, auch eine gewisse Scham – und wenn man auf dem Klo sitzt, sind einem die durchfallspezifischen Geräusche und Gerüche peinlich.

In psychologischer Hinsicht geht es um die Beschäftigung mit Spannung und Entspannung, um Behalten und Loslassen und um Tradition und Veränderung. Es geht aber auch um die Einsicht, dass niemand zu hundert Prozent gut, fair, ritterlich und sauber sein kann. Wo viel Licht ist, ist auch viel Schatten, und jeder Input braucht einen Output. In diesem Sinne kann es bei Durchfall sehr guttun, wenn man Aufgaben wieder in die Hand nimmt, wenn man Aufgeschobenes – und wer hat solcherlei nicht? – endlich erledigt und nicht mehr von einem Tag auf den anderen verschiebt. Schreiben Sie also zum Beispiel Ihrer Tante den lieben Brief, den Sie schon seit Monaten zu schreiben gedenken …

Pflegerische Maßnahmen

> Karottensuppe nach Moro: 500 g geschälte Karotten in einem Liter Wasser eine Stunde lang kochen, dann durch ein Sieb drücken oder im Mixer pürieren, ungefähr einen Liter Hühnersuppe und 3–5 g Kochsalz (etwa einen knapp gestrichenen Teelöffel voll) hinzufügen. Sollte der Geschmack zu intensiv sein, mit abgekochtem Wasser auffüllen. Die Suppe sollte täglich frisch zubereitet und warm genossen werden.

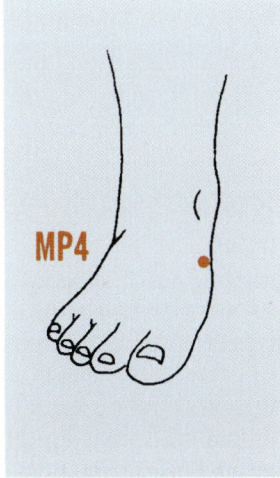
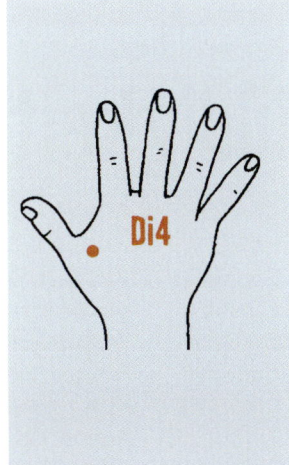
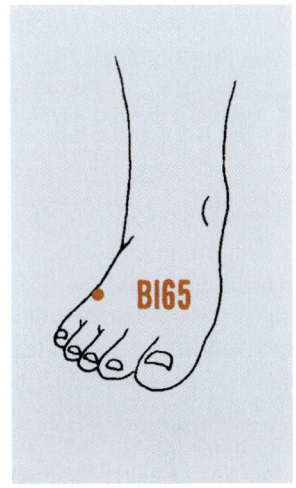

▶ Reisschleimsuppe: Drei gehäufte Teelöffel Reisflocken in 100 ml Wasser geben, aufkochen, auf ca. 60 °C abkühlen lassen, eine Prise Salz und zwei Teelöffel Traubenzucker dazugeben und warm essen. Bereits Napoleon hat auf den Reisschleim gesetzt: Als seine Soldaten reihenweise an der Ruhr verstarben, besann er sich auf dieses alte korsische volksmedizinische Heilmittel.

▶ Brottrunk wird aus Getreide, Sauerteig und Wasser zubereitet und enthält lebende Milchsäurebakterien, Enzyme, Vitamine und eine Reihe von Spurenelementen. Er eignet sich speziell bei Krebstherapien gut zur Stabilisierung und Besserung der Darmfunktion. Wenn nicht anders verordnet, sind morgens und abends ein Weinglas voll davon zu empfehlen. Langsam mit einem Esslöffel beginnen und dann steigern.

▶ Aus dem reichen Fundus der Kneipp'schen Wassertherapie lassen sich zum Beispiel bei Durchfall tägliche Sitzbäder mit einem Absud aus Eichenrinde (Quercus) und Rosskastanienrinde (Aesculus) empfehlen.

Das kann ich selbst tun

▶ Bei Durchfall greifen Sie bei der Aromapflege am besten auf Eukalyptusöl, Ingweröl oder Nelkenöl zurück.

▶ Zur Akupressur eignen sich die Punkte MP4, er liegt auf der Innenseite des Fußes in etwa auf dem höchsten Punkt des Fußgewölbes am Übergang von der normalen Hautfarbe zur gut durchbluteten Haut der Fußsohle, und Di4, der zwischen Daumen und Zeigefinger liegt, und zwar in der Grube vor dem Treffpunkt der Knochen von Zeigefinger und Daumen. Weiters kommt noch Bl65 infrage: Diesen Punkt finden Sie, indem Sie in Gedanken bei der kleinen Zehe um die Länge dieser kleinen Zehe nach hinten gehen; Bl65 liegt dann wiederum auf dem Grat zwischen den beiden Hauttypen.

Fatigue (Müdigkeit)

Fatigue wird ein Krankheitsbild der Erschöpfung genannt, das in früherer Zeit in seiner Bedeutung sehr häufig unterschätzt worden ist und dem auch heute noch zu wenig Aufmerksamkeit zuteilwird. Der Begriff stammt aus dem Französischen und steht für „Müdigkeit". In diesem Zustand sind die Erschöpfung und die Schwäche so extrem, dass selbst alltägliche Tätigkeiten wie Einkaufen, Autowaschen oder Spaziergengehen kaum oder gar nicht mehr zu bewältigen sind, weil dazu einfach die Kraft fehlt. Die Batterien sind vollkommen leer! Für jemanden, der nie darunter gelitten hat, ist das kaum vorstellbar. Von außen betrachtet, erinnert diese Antriebsleere an Müßigkeit, Faulenzerei oder Mangel an Entscheidungskraft. Für direkt Betroffene fühlt sich Fatigue an wie ein Schlag aus dem Nichts, wie ein Albtraum: Man ist wie gelähmt und versteht nicht weshalb.

In der Fachsprache nennt sich das dann tumorassoziiertes Fatigue-Syndrom (CrF). Es ist die häufigste Nebenwirkung bei Tumorpatientinnen und -patienten, und sie kann über die gesamte Therapiezeit anhalten.

Die Ursachen für Fatigue bei Krebs sind bislang nicht ausreichend geklärt. Ausgegangen wird dabei von mehreren beteiligten Faktoren, von psychologischen Einflüssen genauso wie von Blutbildveränderungen und zum Beispiel auch von der Ernährung. Fatigue wird durch die Erkrankung selbst, durch notwendige medizinische Interventionen (OP mit Blutverlust) oder infolge einer Chemotherapie, Antihormontherapie oder Strahlentherapie ausgelöst. Auf jeden Fall liegen die Auslöser in der kolossalen Anstrengung, die der Betroffene, als Körper, Seele und Geist, im Rahmen des Heilungsprozesses leistet.

Diese Belastungen durch Fatigue können Wochen bis Monate und über den Behandlungszeitraum hinaus anhalten und vermindern die Lebensqualität ganz erheblich. Die von Fatigue Betroffenen spüren meist eine anhaltende Schwäche, empfinden Müdigkeit und Abgeschlagenheit. Bereits bei geringen, bis zum Ausbrechen dieser Krankheit mühelos erledigten Tätigkeiten tritt ein Überforderungsgefühl auf, das dem eigenen Selbstvertrauen absolut abträglich ist. Man hat das Gefühl, nichts mehr zuwege zu bringen und nichts wert zu sein. Dies führt zu einer verstärkten allgemeinen Aktivitätsabnahme im privaten wie auch im beruflichen Bereich. Eine unerklärliche Hoffnungslosigkeit macht sich breit und man traut sich selbst die einfachsten Dinge nicht mehr zu. Auch unabhängig von durchaus ausreichendem Schlaf kann sich dieses Minderwertigkeitsgefühl stetig steigern und die Betroffenen extrem bedrücken.

Beeinträchtigt werden können dabei auch die Konzentrationsfähigkeit und das Kurzzeitgedächtnis. Man vergisst zu erledigende Dinge, erinnert sich an zwei Sachen, die dritte fällt einem aber unmöglich mehr ein und man ärgert sich über sich selbst. Dies untergräbt das Selbstvertrauen und ist ein Nährboden für eine depressive Verstimmmung. Und so kommt es nicht selten vor, dass von den Patienten die Müdigkeit und Schlaffheit als Indizien für einen weiterwachsenden Tumor interpretiert werden.

Damit ist offensichtlich, dass es von großer Bedeutung für die Patienten ist, diesen Teufelskreis zu unterbrechen und Fatigue auch in therapeutischer Hinsicht entsprechend ernst zu nehmen.

Naturheilkunde

Die Erfahrungen des Meraner Protokolls lenken bei der komplementärmedizinischen Behandlung des Fatigue-Syndroms das Augenmerk in erster Linie auf folgende Bereiche:

Vitamine & Co

› Es gilt, die verschiedenen Mikronährstoffe über entsprechende Labortests zu kontrollieren und bei nachgewiesenem Mangel zu ersetzen. Dabei muss unbedingt auf bestimmte Unverträglichkeiten mit der Haupttherapie geachtet werden. So ist zum Beispiel bei Polyposis / Kolon-CA darauf zu achten, dass dem Patienten kein Vitamin B_{12} und auch keine Folsäure verabreicht werden. Ähnliches gilt für Vitalpilze beim chronischen Fatigue-Syndrom. Das ärztliche Wissen um Zusammenhänge und eventuelle Unverträglichkeiten ist dabei von entscheidender Wichtigkeit.

› Carnitin, genauer L-Carnitin, spielt im Energiestoffwechsel eine bedeutende Rolle. Carnitin-Mangel ist bei Tumorpatienten häufig, führt zu bzw. unterstützt Fatigue und sollte entsprechend therapeutisch behandelt werden. In einer Studie mit Tumorpatienten mit Carnitin-Mangel zeigen orale Gaben von 4 g Carnitin über sieben Tage eine signifikante, sprich deutliche Besserung des Fatigue-Syndroms.[17]

› Taxane und Cisplatin werden in der Krebstherapie häufig eingesetzt, beides sind Stoffe, die das Zellwachstum bzw. die Zellteilung hemmen, beide führen zu einer erhöhten Ausscheidung von Carnitin über die Nieren und erzeugen so einen Carnitin-Mangel. Dieser wiederum führt direkt zu Fatigue. Somit ist von ärztlicher Seite darauf zu achten, dass der Carnitin-Spiegel nicht zu sehr unterschritten wird.

› Vitamin D kann Fatigue bei Frauen mit Brustkrebserkrankung lindern. Das hat eine Studie mit über 150 Brustkrebspatientinnen gezeigt, die in ihrer Therapie sogenannte Aromatasehemmer einnehmen. Mit wöchentlicher Gabe einer hohen Vitamin-D-Dosis beobachtete man noch nach einem halben Jahr unter anderem eine signifikante Linderung des Fatigue-Syndroms.

Akupunktur

> Die Akupunktur, mit Nadeln oder mit Laser ausgeführt, ist eine valide und erfolgreiche Methode, um das Fatigue-Syndrom zu lindern. Dies wird auch eindrucksvoll durch einige Studien belegt.[18] Behandelt werden dabei meist sogenannte Tonisierungspunkte, also Punkte, die den Energiehaushalt im Körper wieder in Schwung bringen.

> Wenn es angezeigt und sinnvoll ist, kann Ihnen der Arzt auch Punkte zeigen, die Sie zu Hause massieren können. Die Akupressur erreicht zwar nicht die Effizienz der Nadeln, kann aber doch sehr hilfreich sein.

> Die Wirksamkeit von Akupunktur bei Fatigue wird auch eindrucksvoll durch eine groß angelegte Studie untermauert. In dieser randomisierten kontrollierten Studie zeigt Akupunktur eine signifikante Besserung bei Fatigue. Knapp 50 Patienten wurden auf drei Gruppen randomisiert, also durch das Zufallsprinzip mittels Computer aufgeteilt. Die Gruppe A erhielt sechs Akupunktursitzungen, die Gruppe B täglich Selbst-Akupressur nach Anleitung und die Gruppe C täglich eine Schein-Akupressur (sham-acupuncture), bei der Körperpunkte massiert werden, die gar keine Akupunkturpunkte sind. Für alle drei Gruppen wurden zwei Wochen Behandlungszeit festgelegt. In der Akupunkturgruppe A und der Akupressurgruppe B wurden also drei „echte" Energiepunkte an Bein und Fuß behandelt, in der Gruppe C drei „Scheinpunkte" an Bein und Fuß mittels Akupressur. Zum Abschluss der Studie zeigten die Gruppen A und B eine signifikante Besserung des CrF, die in der Akupunkturgruppe A noch deutlicher zu erkennen und auch noch zwei Wochen nach der Behandlung merkbar war. Das Interessante und gleichzeitig Erfreuliche dabei ist, dass offensichtlich auch die sham-acupuncture eine deutliche positive Wirkung zeigt, speziell dann, wenn man selbst aktiv dazu etwas beiträgt.[19]

> Bei einer Studie mit 181 Patientinnen erhielten diese einmal pro Woche über insgesamt sechs Wochen Akupunktur auf die Punkte Ma36, MP6 und Di4. Zusätzlich zur Akupunktur erhielten sie die Standardversorgung. Diese 181er-Gruppe wurde mit 65 Patientinnen verglichen, die lediglich nach dem Standard behandelt wurden. In der Akupunkturgruppe konnte die allgemeine Fatigue deutlich verringert werden.[20]

Phytotherapie

> Wenn zugegebenermaßen auch nicht gegen alles ein Kraut gewachsen ist, so kann die Pflanzenheilkunde im Bereich der Fatigue-Behandlung doch ganz gut mitreden. Zudem ist sie im vorbeugend-prophylaktischen Bereich, speziell in Verbindung mit der Ernährung, von herausragender Wichtigkeit. Das Meraner Protokoll stützt sich bei der Behandlung der Fatigue hauptsächlich auf die hier angeführten Pflanzen und Pflanzenstoffe.

> Astragalus, der Mongolische Tragant, wird nicht nur in der Traditionellen Chinesischen Medizin mit Erfolg eingesetzt. Der chinesische Name für Astragalus ist „Huang Qi", was so viel wie die „gelbe Lebenskraft" bedeutet. Nur die Wurzel der Pflanze wird zu medizinischen Produkten verarbeitet und meist als Tee oder in Kapselform verabreicht. Astragalus gilt in der Pflanzenheilkunde als Allrounder auf dem Gebiet von Abwehrschwäche, Stress, Erschöpfung, Müdigkeit und Schwäche jedweder Art.

> Ginko, der sommergrüne Baum mit seinen fantastischen fächerförmigen Blättern, wurde zum Baum des Jahrtausends gewählt. Sein Name bedeutet „silberne Aprikose". Ginko ist bei Fatigue hilfreich, allerdings ist seine Einnahme während der Chemotherapie nicht zu empfehlen und auf jeden Fall ärztlich abzuklären.[21] Auch der sibirische Ginko (Eleutherococcus), dessen Früchte an Riesenbrombeeren oder an einen mittelalterlichen Morgenstern erinnern, kann in der richtigen Dosierung bei Fatigue sehr hilfreich sein.

> Die Wurzel des Ginsengs wird in China als rènshen bezeichnet, was so viel wie „menschenähnliche Wurzel" bedeutet; sie nimmt in der Traditionellen Chinesischen Medizin einen wichtigen Platz ein. Der amerikanische Ginseng (Panax quinquefolius) verbessert signifikant die Fatigue bei Krebspatienten. Zudem steigert Ginseng die Leistungsfähigkeit und die Konzentration, verbessert den Allgemeinzustand und löst Müdigkeit und depressive Verstimmung.[14]

> Neueste Arbeiten in Bezug auf Ginseng wurden im „Journal of the National Cancer Institute" 2013 publiziert. 2 g Ginseng am Tag führten zu einer deutlichen Verbesserung des Befindens bei Müdigkeit.

> Bei der Verschreibung von Ginseng für Frauen ist immer darauf zu achten, ob es sich um Patientinnen mit sogenanntem hormonrezeptorpositivem Mammakarzinom handelt, da in diesem Fall besondere Vorsicht angezeigt ist, und es ist auch der Umstand zu berücksichtigen, dass Ginseng eine östrogenartige Aktivität entwickelt.

› Guaraná (Paullinia cupana) ist ein Seifenbaumgewächs aus dem Amazonasbecken mit knallroten, koffeinhaltigen Früchten. Einige vielversprechende Studien weisen darauf hin, dass sich mit Guaraná eine Besserung von Fatigue erreichen lässt.

› Ingwer (Zingiber officinale) ist bekannt als wärmendes, brennend scharfes Gewürz und wird als Tee zubereitet oder Fruchtsäften beigemengt. Ingwer hat aber auch eine positive Wirkung bei Fatigue bzw. bei Übelkeit und Erbrechen während der Chemotherapie. Zu achten ist auf die Dosierung, die Dauer der Einnahme und die Wechselwirkungen des Ingwers mit verschiedenen Medikamenten wie mit Antikoagulantien, Antihypertensiva oder Antidiabetika.[22]

› Johanniskraut (Hypericum), auch Hartheu genannt, kann einen positiven Einfluss auf Fatigue haben,[12] aber auch da ist genauestens auf Einnahmedauer und Wechselwirkungen mit anderen Wirkstoffen, Medikamenten und Therapien zu achten. Dasselbe gilt für den Rosenwurz-Trockenextrakt Vitango®, der ebenfalls eine sehr gute Wirkung bei Fatigue zeigt.[23]

› Die wirksamen Inhaltsstoffe der Mistel (Viscum) müssen gespritzt werden, weil sie bei der Verdauung zerstört werden würden. Die Mistel ist durch die anthroposophische Medizin bekannt geworden, wird aber auch rein phytotherapeutisch angewandt. Ihre Inhaltsstoffe werden über einen längeren Zeitraum injiziert. Die anthroposophische Medizin steigert die Dosis so lange, bis eine Rötung an der Einstichstelle sichtbar wird. Dies gilt als Indiz für die richtige Dosis und eine beginnende Wirkung. Tritt nach der Injektion das Gefühl auf, dass sich eine Erkältung breitmachen könnte, oder fühlt man sich matt und schwach, gilt auch dies als Hinweis auf die Reaktion des Immunsystems. Die Misteltherapie sollte nicht zur Anwendung kommen bei akut entzündlichen oder hochfieberhaften Erkrankungen, in der Schwangerschaft und bei einer Allergie gegen einen der Inhaltsstoffe.[24]

Homöopathie

Wenn es in der Homöopathie auch sogenannte bewährte Indikationen gibt, so ist es in der Regel doch so, dass es nicht ein bestimmtes Medikament für eine bestimmte Krankheit gibt, sondern dass jeweils das passende homöopathische Mittel in der richtigen Potenz für den jeweiligen Patienten gefunden werden muss. Homöopathie kann auch bei Fatigue sehr gut als unterstützende Maßnahme eingesetzt werden. Die Wahl des richtigen Mittels gehört in fachmännische Hände.

Entspannungstechniken

Nicht nur mit der Progressiven Muskelentspannung nach Jacobson, die leicht zu erlernen ist und bei der Sie ganz markant den Unterschied zwischen An- und Entspannung erfahren, lassen sich bei Fatigue gute Erfolge erzielen. Alle diejenigen, die es kaum schaffen, in Ruhe loszulassen oder für 10 Minuten ohne Aktivität und ohne Gedanken nachzuhängen irgendwo nur zu sitzen, sind gut beraten, Entspannungsmethoden wie Yoga, Tai-Chi oder Qigong zu praktizieren. Speziell zu Qigong gibt es einige Studien, die die Wirksamkeit bei Tumorpatientinnen und -patienten belegen. Zwei, drei einfache Qigong-Übungen reichen für den Einstieg.[25]

Kneipp/Wechselgüsse

Bei regelmäßiger Anwendung Kneipp'scher Wechselgüsse beruhigen die Temperaturreize des Wassers das vegetative Nervensystem. Eine Entspannung von Körper und Seele tritt ein, das Immunsystem wird gestärkt und eine allgemeine Kräftigung und Energiezunahme ist die Folge.

Ernährung

Eine Ernährungsumstellung kann bereits einen Großteil des Problems beseitigen (siehe Seite 29).

Bewegungstherapie

Ausdauersportarten wie zum Beispiel Laufen, Walking, Schwimmen oder Radfahren sind nach ärztlicher Absprache bei Fatigue sehr indiziert. Die Intensität des Trainings sollte auf jeden Fall mit dem behandelnden Arzt abgesprochen werden. Bitte beachten Sie, dass Ihre Verfassung starken Schwankungen unterworfen sein kann. Das, was Sie heute zu leisten imstande waren, ist kein Maß für die Leistung von morgen. Es ist also zielführend, wenn Sie sich fordern, Sie sollten sich aber niemals überfordern, ganz einfach deshalb, weil es hier nicht um olympische Ehren geht. Bitte beachten Sie, dass Sie am Tag null und am Tag eins, also am Tag der Chemotherapie und am Tag danach, keinen Sport betreiben sollten.

Tipps für die Psyche

Fatigue trifft selbstredend in erster Linie die daran Erkrankten. Fatigue trifft aber auch die Angehörigen oder die beruflichen Mitarbeiter. Für alle ist die plötzlich auftretende Antriebslosigkeit und die stetig abnehmende Leistungsfähigkeit ein unerklärliches Phänomen und es ist nicht leicht umzugehen mit dieser unvermittelt hereingebrochenen Veränderung.

Für das Umfeld sind manchmal die Verhaltensweisen der von Fatigue Betroffenen kaum nachvollziehbar. Appelle wie „Nimm dich zusammen", „Reiß dich am Riemen" oder „Du brauchst doch nur …" verhallen ungehört und erreichen die Betroffenen nicht. Das Krankheitsbild Fatigue macht es ungemein schwer, auch nur einfachste und alltägliche Dinge zu verrichten. Selbstorganisation und Aktivitätsmanagement müssen neu und gezielt erlernt werden, um den Problemberg von Inaktivität, fehlender Erholung, Hilflosigkeit und Niedergedrücktheit bewältigen zu können.

Zwei Dinge sind zu erreichen: Aktivitäten einleiten und Hilfe annehmen. Gerade aber weil es um einfachste Alltagsverrichtungen geht, lässt man sich nicht gerne dabei helfen. Man will nicht wahrhaben, dass man für die Verrichtung dieser einfachen Dinge Unterstützung und Hilfe benötigt, wobei man von einer nahestehenden Person Hilfe noch leichter annimmt. Deren Aufgabe liegt in der distanzierten „Überwachung" der umzusetzenden Aktivitäten, allerdings ohne dabei zu sehr in die Entscheidungen der Betroffenen einzugreifen.

Der Appell an die Angehörigen lautet also: Besprechen Sie mit dem Betroffenen im Vorfeld in aller Offenheit Ihre Helferrolle. Klären Sie ab, ob und wann Ihr Rat gewünscht wird, denn ein Rat wird allzu leicht zum Rat-Schlag! Stellen Sie klar, in welcher Form Sie tatsächlich eine Hilfe und eine Stütze darstellen.

Einige durchaus alltägliche Aktivitäten sind aufs Neue zu beleben und sollten konsequent umgesetzt werden. Dabei geht es um Dinge wie zeitiges Aufstehen, um tägliche körperliche Bewegung wie Spazierengehen, aber auch um geistige Tätigkeit wie die Beschäftigung mit herausfordernder Lektüre oder mit Denkspielen. Es geht darum, dass man sich täglich Gutes tut und dass man sich nicht in den eigenen vier Wänden verbarrikadiert. Das klingt alles ganz einfach, banal und simpel, ist für Fatigue-Patienten aber die schwierigste Sache der Welt, weil sich neben Angst, Scham und Schuldgefühlen eine Unerklärbarkeit für die eigene Lage breitmacht. Die Betroffenen haben den Eindruck, dass sie von niemandem verstanden werden, und fühlen sich häufig nicht ernst genommen.

In ganz besonderer Weise trifft auf Fatigue-Patienten ein bekannter Satz von Erich Kästner zu: „Es gibt nichts Gutes, außer man tut es." Dazu kann gehören:

❯ Nehmen Sie sich nicht zu viel vor! Besser Sie erledigen drei von drei vorgenommenen Dingen als sieben von zehn.
❯ Legen Sie kurze Pausen ein.
❯ Achten Sie auf guten und ausreichenden Schlaf.
❯ Hören Sie entspannende Musik.
❯ Bestaunen Sie täglich die Natur, auch wenn es nur die Zimmerpflanzen sind.
❯ Entspannen Sie sich mehrmals am Tag für ein paar Minuten.
❯ Tun Sie sich Gutes und erfüllen Sie sich kleine Wünsche.
❯ Gehen Sie aus, und wenn es nur eine halbe Stunde pro Tag ist.
❯ Lassen Sie sich helfen!

Auch Autosuggestion ist zu empfehlen. Setzen Sie sich an einen möglichst bequemen und ruhigen Ort, schließen Sie die Augen und stellen Sie sich bildhaft vor, wie Sie sich darüber freuen, dass Sie es zum Beispiel geschafft haben, eine bestimmte Arbeit zu verrichten. In der Vorstellung sollten Sie sich nicht ausmalen, wie Sie die Arbeit schaffen, sondern nur, dass Sie die Arbeit bereits erledigt haben und sich sichtlich darüber freuen. Dazu kann natürlich auch gehören, dass Sie sich über Komplimente, die Ihnen gemacht werden, freuen.

Bei autosuggestiven Praktiken ist es entscheidend, dass Sie sich das Ziel und nicht so sehr den Weg mit entsprechenden Bildern ausmalen. Bei Imaginationen, Fantasien und Gedanken ist es wichtig, dass man sich ausschließlich Positives, Schönes und Erfreuliches vorstellt.

Pflegerische Maßnahmen

Bewegung und Fatigue mögen sich nicht. Besonders Bewegung in der frischen Luft ist das Optimum, um sich die Müdigkeit aus den Knochen zu treiben. Sehr hilfreich können aber auch die folgenden Tipps und Rezepte sein.

Chinesische Hühnersuppe

Ein nach Möglichkeit biologisch gezüchtetes Huhn mit Curcuma (Gelbwurzel) einreiben, zusammen mit etwas Wurzelgemüse (Zwiebeln, Kartoffeln, Karotten, Pastinaken, Petersilie, Selleriewurzelblätter, Maggikraut, Lorbeer, Wacholderbeeren oder Ingwerscheibchen) in 2 Liter Wasser kalt aufsetzen und 3–4 Stunden langsam köcheln lassen. Eventuell kann eine Handvoll Reis dazugegeben werden. Danach die Suppe abseihen und nur den flüssigen Teil tassenweise trinken. Die Suppe kann für einige Tage im Kühlschrank aufbewahrt werden.

Blütenpollen

100 g Blütenpollen enthalten so viel Eiweiß wie ein halbes Kilogramm Rindfleisch oder sechs bis sieben Eier und eignen sich deshalb sehr gut als Ergänzung bei Schwächezuständen und Appetitlosigkeit.

Nehmen Sie 60 g pro Tag zu sich. Das sind ca. 3 Esslöffel. Beginnen Sie mit einem Löffel am Tag, steigern Sie die Dosierung täglich um einen Esslöffel, bis Sie bei drei Esslöffeln am Tag sind. Dies deshalb, da es vorkommen kann, dass Sie die Blütenpollen unter Umständen nicht vertragen. Sie können die Pollen auf den Tag verteilt einnehmen, auch gelöst in Joghurt oder in kaltem bis lauwarmem Tee Ihrer Wahl. Achtung: Wenn Sie auf Pollen oder Bienen allergisch reagieren, sollten Sie auf Blütenpollen unbedingt verzichten!

Ingwerwasser

Ingwerwurzel mit Schale unter fließendem heißem Wasser abbürsten. Den Ingwer mitsamt der Schale reiben und einen Teelöffel mit mindestens 400 ml abgekochtem, noch heißem Wasser übergießen. Das Ingwerwasser über den Tag verteilt trinken. Es kann kalt, warm oder heiß aus der Thermoskanne getrunken werden.

Healing Touch (siehe Seite 51)

Das kann ich selbst tun

Die meisten der genannten Maßnahmen und Behandlungsmöglichkeiten fallen in den medizinischen Bereich und gehören in die Hand des Arztes oder der Ärztin. Vieles aber können Sie unter Anleitung und Supervision der Ärzte auch gut zu Hause anwenden.

> Eine ausgewogene Ernährung ist bei Fatigue unerlässlich. Gerade jetzt benötigt der Körper eine Versorgung mit allen wichtigen Nährstoffen. Es empfiehlt sich eine Ernährung ähnlich der mediterranen Kost. Da Frösteln eine häufige Begleiterscheinung der Chemotherapie ist, sind warme und wärmende Speisen anzuraten. Rohes Gemüse oder Obst, nicht direkt aus dem Kühlschrank, vielleicht sogar ein bisschen vorgewärmt, erleichtern die Verdauung.

> > Braunhirsebrei wird zum Frühstück nicht als Korn, sondern in Mehlform in Getränke oder Speisen gerührt. Braunhirse ist glutenfrei und leicht verträglich, ist reich an Mikronährstoffen wie Magnesium und Eisen und ist obendrein ein regelrechter Siliciumtank.

> Grüner Tee: Trinken Sie ihn schluckweise, auch kalt, aber Vorsicht: Hände weg bei hormonsensitivem Brustkrebs, also während einer Antihormonbehandlung!

> Mangel an Bewegung führt zu einem Abbau der Muskelmasse und reduziert die Leistung von Lunge und Herz. Während einer Krebstherapie ist ohnehin der gesamte Körper geschwächt, und Bewegung hilft, diesen allgemeinen Energieabbau zu reduzieren. Dabei ist allerdings darauf zu achten, dass man sich nicht überanstrengt. Steigern Sie langsam Ihr Tagespensum, und denken Sie daran, dass bei Tumorpatienten zu Beginn der Puls bereits bei einem lockeren Spaziergang zu rasen beginnen kann. In diesem Fall fangen Sie mit ganz kleinen Einheiten an, einem Intervalltraining gewissermaßen. Studien belegen, dass Bewegung ein ganz probates Mittel gegen Fatigue ist. Bei Bewegung geht es um Kraft und Energie, es geht um Ausdauer und Durchhaltevermögen, um Koordination und Abstimmung der Bewegungen, und es geht um Flexibilität, sich einstellen zu können auf Unerwartetes und Neues, also um Gelenkigkeit und Dehnfähigkeit. Genau das ist bei Fatigue ganz besonders wichtig. In diesem Fall sollte man hauptsächlich Dehnübungen und Übungen zur Gelenkigkeit

machen. Ein Spaziergang, barfuß und im Zickzackkurs mit ausladenden Schritten in der freien Natur oder im Park, wäre so eine, wenn auch vielleicht skurril anmutende Möglichkeit, dem Fatigue-Syndrom die Stirn zu bieten. Aber auch andere Übungen, natürlich auch unter fachlicher Anleitung im Sportcenter oder Fitnessstudio, sind angebracht.

› Kneipp-Wechselgüsse: Beginnen Sie für ungefähr 3 Minuten mit warmem Wasser, wechseln Sie für ca. 30 Sekunden zu kaltem, machen Sie eine kurze Pause und wiederholen Sie das Ganze ein- bis zweimal. Diesen Wechselguss machen Sie an beiden Beinen auf der Fußsohle und in der Kniekehle.

› Entspannungstechniken und Konzentrationsübungen können so gut wie überall durchgeführt werden, zu Hause, im Bus oder im Warteraum beim Arzt. Beim Fatigue-Syndrom geht es in erster Linie darum, sich Attraktoren zu suchen, also Dinge, die einen anziehen und interessieren. Es geht darum, die eigene Aufmerksamkeit auf Neues und vor allem auf Sympathisches zu lenken. So bleibt man wach, man bleibt lebendig und ist wieder mit dabei im Leben. „Interesse" ist dabei das Schlagwort schlechthin, denn es bedeutet wörtlich übersetzt „mit dabei sein".

Folgende Übung bietet sich etwa an: Schauen Sie sich um, wählen Sie fünf Dinge aus, die Sie in Ihrem Umfeld sehen, dort wo Sie sich gerade befinden. Das kann eine Uhr sein, ein Mobiltelefon, ein Auto, ein Stoppschild oder ein roter Damenschuh. Machen Sie sich über die einzelnen Gegenstände Gedanken, lassen Sie Ihrer Fantasie freien Lauf. Sie kann einen zum Beispiel dahin führen, dass man sich zum roten Damenschuh – jetzt aus dem Blickwinkel einer Frau betrachtet – vorstellt, wie man selbst in einem solchen Schuh aussehen würde. **Taucht ein Reiz auf? Lehne ich bereits den Gedanken daran ab? Was könnte ich in diesem Falle tun, damit mich ein solcher oder ein ähnlicher Schuh reizen könnte? Hängt das vielleicht auch mit meiner Krankheit zusammen? Hat meine Krankheit die totale Oberhand und Macht über mich gewonnen? Ich bin doch nicht nur Krankheit, ich bin doch auch alles, was ich in meinem Leben getan habe, bin die Summe meiner gesamten Vergangenheit. Wenn es auch nicht Schuhe sind, die ich mir wünsche, womit könnte ich mir selbst eine Freude machen? Was reizt mich ...?**

Solche Gedankenassoziationsketten sind open end, sie hören nie auf, sollten aber immer wieder das Positive und eine Lösung als Mittelpunkt haben. Wie bei allen Meditationen gilt ein ganz simpler Grundsatz: Probieren geht über Studieren!

Haarausfall (Effluvium)

Das Haar ist ein Charakteristikum aller Säugetiere. Der Mensch hat bis zu 150.000 Kopfhaare und verliert davon 60–100 Stück pro Tag. Das gilt durchaus als gesund, weil Platz gemacht werden muss für neues Haar. Schließlich kommen ca. 200 Haare auf einen Quadratzentimeter Kopfhaut.

Zytostatika, also natürliche oder synthetisch hergestellte „chemische" Substanzen, die das Zellwachstum und die Zellteilung hemmen, wirken besonders stark auf sich schnell teilende und vermehrende Zellen, also auf Krebszellen, Schleimhautzellen, Zellen der Blutbildung, Haarwurzelzellen und Zellen, aus denen sich die Nägel bilden. Weil Zytostatika verständlicherweise nicht imstande sind, zwischen den „guten" und „nicht guten" Zellen zu unterscheiden, kommt es dadurch bei einer Krebstherapie unter anderem auch zu Haarausfall. Ganz besonders sind davon die Kopfhaare betroffen, es kann aber auch zum Verlust aller Körperhaare kommen. Auch die Strahlentherapie kann zum Beispiel bei einem Hirntumor die Haarwurzelzellen schädigen.

Meist einige Wochen nach Therapiebeginn kann ein massiver Haarausfall eintreten, der in der Regel nach zwei bis sechs Monaten wieder endet. Es kommt auch vor, dass der Haarwuchs bereits unter laufender Therapie wieder einsetzt.

Ein zentrales Problem dabei ist, dass der Haarausfall zum Symbol schlechthin für die Chemotherapie geworden ist, gewissermaßen das äußere Kennzeichen dafür, dass man Krebs hat. Wenn eine Frau ein Kopftuch trägt, die bis dahin noch nie eines getragen hat, zieht man sofort den Rückschluss auf die Krankheit. Selbiges gilt für das Tragen einer Perücke.

Das Haar steht seit jeher für Macht. Zauberer sieht man stets mit langem Haar abgebildet, Richter auch. Die langen Haare der Männer in den 60ern waren ein Zeichen dafür, dass man selbst entscheiden wollte, was man tut, standen also für Macht und Potenz. Häftlingen hingegen wurde in früheren Zeiten das Kopfhaar immer vollkommen geschoren – und das wohl kaum, um sie vor dem Befall von Läusen zu schützen. Gefangen zu sein heißt, keine Macht zu haben.

Der Verlust des Kopfhaares muss also auch im Sinne eines Machtverlustes gesehen werden, also als Zeichen dafür, dass man davon überzeugt ist, gegen die Krankheit nichts tun zu können.

Naturheilkunde

Wenn das Problem des Haarausfalls auch generell an Schrecken verloren hat, so trifft

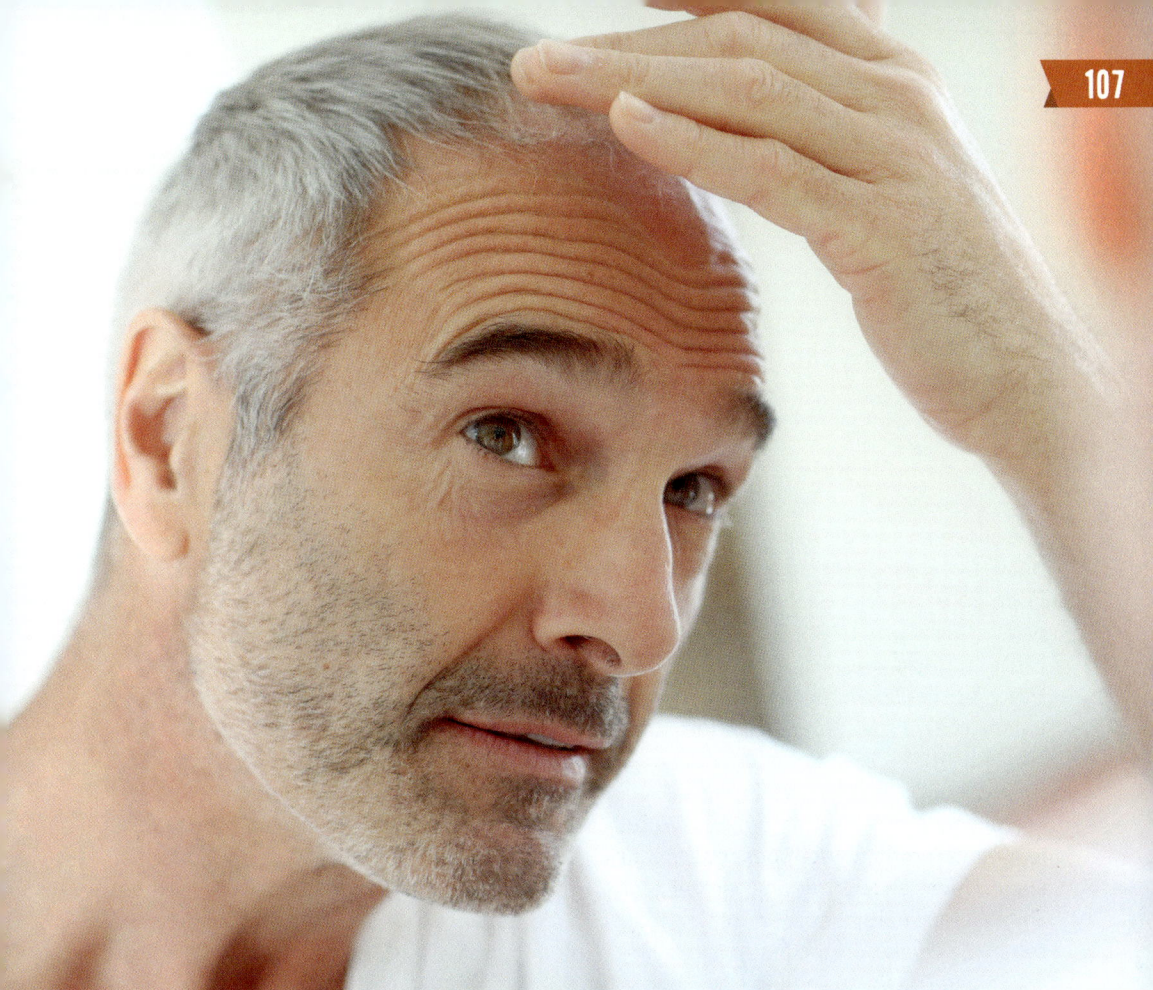

es während der Krebstherapie doch noch sehr viele Menschen. Besonders Frauen fürchten dieses Phänomen und tun alles Mögliche und auch Unmögliche, um dieses offensichtliche Stigma zu vermeiden.

Wenn wir mit jenen Dingen beginnen, die bei Haarausfall wenig Wirkung zeigen, so können an erster Stelle spezielle Shampoos und Kurspülungen genannt werden. Dazu zählen auch hochdosiertes Vitamin E bzw. Vitamin H (Biotin).

Bei Haarausfall geht es darum, über entsprechende Laboruntersuchungen herauszufinden, was dem Körper an Substanzen und Stoffen fehlt, um ihm diese dann über Infusionen zuzuführen. Gute Erfolge lassen sich dabei bei bestimmten Chemotherapien mit Selen erzielen.[26]

Tipps für die Psyche

Bei allen Dingen, die man nicht selbst direkt beeinflussen kann, ist es wichtig, sich Strategien der Milderung zu überlegen. Was kann ich tun, damit mich die Problematik nicht so trifft?

Zum einen kann ich schneller sein als das Problem. Das ist optimale Prävention im wahrsten Sinne des Wortes: Ich komme dem Problem zuvor! Bei Haarausfall hieße das, dass ich mich bereits einige Zeit vor der Therapie dazu entschließe, mein Haar kurz zu schneiden. Damit bliebe das Resultat zugegebenermaßen mehr oder weniger dasselbe, allerdings hätte ich selbst entschieden und gewönne eine bestimmte Distanz zu einem mir auferlegten Problem. Damit bin ich aktiv und nicht mehr passiv.

Zum anderen kann ich mich mit dem Hintergrund meiner Ängste und Befürchtungen beschäftigen. Wissend, dass das Haar mit Macht zu tun hat, kann ich mir Betätigungsfelder suchen, wo ich die Macht habe, allein zu entscheiden. Das können durchaus auch kleine Entscheidungen mit geringer Bedeutung sein wie beispielsweise den Entschluss zu fassen, dass man jemanden besucht. Einige solcher Entscheidungen aneinandergereiht ergeben ein verändertes und gestärktes Selbstbewusstsein. Dies kommt sehr schön in einem chinesischen Sprichwort zum Ausdruck, das man Konfuzius zuschreibt: „Der Mann, der den Berg abtrug, war derselbe, der anfing, kleine Steine wegzutragen!"

Pflegerische Maßnahmen

Damit der Haarersatz später gut sitzt, sollte man sich die Haare sofort kurz schneiden lassen und den Haarersatz auswählen.

> Eine Kühlhaube während der Chemotherapie bringt vielen Patientinnen Erleichterung.
> Besuchen Sie einen Schminkkurs, denn oft sind auch die Augenbrauen und die Wimpern vom Haarausfall betroffen.
> Wählen Sie im Vorfeld einige schicke Kopftücher aus.

Das kann ich selbst tun

Überlegen Sie sich rechtzeitig, was Sie bei einem eventuell beginnenden Haarausfall tun möchten. Männer haben da ganz andere Vorstellungen als Frauen. Tuch, Mütze oder Hut? Oder gar nichts von allem?

Wenn Sie sich für eine Perücke entscheiden, ist es sehr ratsam, sich diese vor der Therapie auszusuchen. Damit rücken Sie die Perücke in den Rang eines Kleidungsstückes und stellen ihre Funktion als „Krücke" in den Schatten.

Hand-Fuß-Syndrom (HFS)

Unter dem Hand-Fuß-Syndrom versteht man Hautveränderungen an Handflächen und Fußsohlen infolge bestimmter Chemotherapien (z. B. mit Xeloda, Taxol, Sunitinib u. a. m.). Dabei treten Schwellungen und Rötungen der Haut auf. Diese können sich entzünden und stark jucken. Mitunter kommen auch Hautablösungen und Missempfindungen vor, und zwar bis hin zur vollkommenen Einschränkung bei alltäglichen Tätigkeiten.

Das HFS kann in drei Grade unterteilt werden. Bei Grad I hat man keine Schmerzen, man kann Schwellungen an der Haut erkennen und spürt ein kaum näher definierbares Taubheitsgefühl, ähnlich einem Kribbeln. An den Handkanten kommt es häufig zu Rötungen. Bei Grad II zeigen sich Blasen, es kommt zu einer Schuppung der Haut und es treten Schmerzen auf. Grad III hingegen ist nicht nur sehr schmerzhaft, sondern oft können Gegenstände auch nicht mehr richtig angefasst werden, es treten Blutungen der Haut und äußerst schmerzhafte Geschwüre auf. Hin und wieder kommt es sogar zum Verschwinden der Fingerabdrücke.

Regel Nummer eins beim HFS lautet, nach Möglichkeit Schweißbildung zu vermeiden, also sich nicht zu sehr anzustrengen, möglichst keine warmen Räume aufzusuchen und für eine gute Belüftung der betroffenen Hände bzw. Füße zu sorgen. Teilsubstanzen der Chemotherapie treten nämlich mit dem Schweiß über die Haut aus und verbinden sich mit dem Sauerstoff der Luft. Dies führt zu diesen lästigen bis schmerzhaften Reaktionen auf der Haut.

Naturheilkunde

Aus ärztlicher Sicht geht es in erster Linie um die Entscheidung zur Reduzierung oder Änderung des Chemotherapieprogrammes, insbesondere das Medikament 5-FU (5-Floururacil) betreffend, das bei Brust- und Darmkrebs eingesetzt wird.

Das Meraner Modell hat gute Erfolge mit Selen 200 mcg und L-Carnitin 1–2 g. Das wird unter ärztlicher Überwachung so lange gegeben, bis sich die Situation deutlich gebessert hat.

Auch wöchentliche Infusionen, allerdings immer bei Pausen in der Chemotherapie, mit einer Mixtur aus AF2, Selen, Cernevit, Alpha-Liponsäure, L-Carnitin, Ridutox und Basen bringen eine große Erleichterung.

Vorbeugung ist auch beim Hand-Fuß-Syndrom die erste Wahl. Dazu eignen sich eigene Kühlhandschuhe oder man behilft sich, indem man bereits zeitig bei Grad I Hände und Füße mit Nachtkerzenöl (Olio di enotera) einreibt.

Gute Wirkung zeigen auch Fertigprodukte wie:

> Mapisal®, eine Antioxidantiensalbe; sie vermindert die Verbindung von Stoffen mit Sauerstoff und enthält unter anderem Borretschöl (Borago officinalis), Ringelblumenblütenextrakt (Calendula officinalis), Panthenol, das als Wirkstoff von Wund- und Heilsalben bekannt ist, Tocopherolazetat, ein Vitamin-E-Acetat, und Grünteeblätterextrakt, also im Gegensatz zu schwarzem Tee nicht oxidierte Teeblätter.
> Vitamin E 300 mg/Tag
> Vitamin B_6 verzögert und mildert die Entstehung des HFS (3x/d 50–100 mg)
> Uridin®-Salbe[27]
> Pycnogenol® (Solgar)
> Benfotiamin hat eine siebenfach höhere Bioverfügbarkeit als herkömmliches, wasserlösliches Thiamin, das 1926 als erstes Vitamin B entdeckt worden ist und später die Bezeichnung Vitamin B_1 erhalten hat.

Tipps für die Psyche

Das Hand-Fuß-Syndrom kann sehr schmerzhaft sein. Das zusätzliche mental-psychologische Problem dahinter ist, dass durch das Gefühl, nichts mehr berühren zu können, eine sich stetig steigernde Nervosität, gepaart mit zunehmender Hilflosigkeit entsteht. Nichts hat mehr Hand und Fuß. Der Kontakt zur Welt ist damit grundlegend eingeschränkt. Man entwickelt ein Dauergefühl von „Hände weg!" und verliert die Lust an körperlicher Arbeit. Wenn Handeln kaum mehr möglich ist, verschiebt sich die Aufmerksamkeit auf das Denken. Handeln lässt die Zeit verrinnen, Denken stoppt die Zeit, besonders wenn man grübelt. Im-Kreis-Denken wird zur Spirale und man findet sich gefangen im Wirrwarr des Negativen.

Aus psychologischer Sicht ist beim Hand-Fuß-Syndrom darauf zu achten, dass man möglichst viel Ablenkung hat oder dass man im Denken nicht ins Negative abrutscht. Bevorzugen Sie, wo immer möglich, anspruchsvolle „Kopfarbeit", egal ob das Denkspiele sind wie Schach oder Sudoku, egal ob Sie sich Ihr Fotoalbum anschauen und sich an tolle Zeiten erinnern. Wichtig ist, dass Sie im positiven Denken bleiben und so nicht ständig an Ihre in Mitleidenschaft gezogenen Hände und Füße denken müssen.

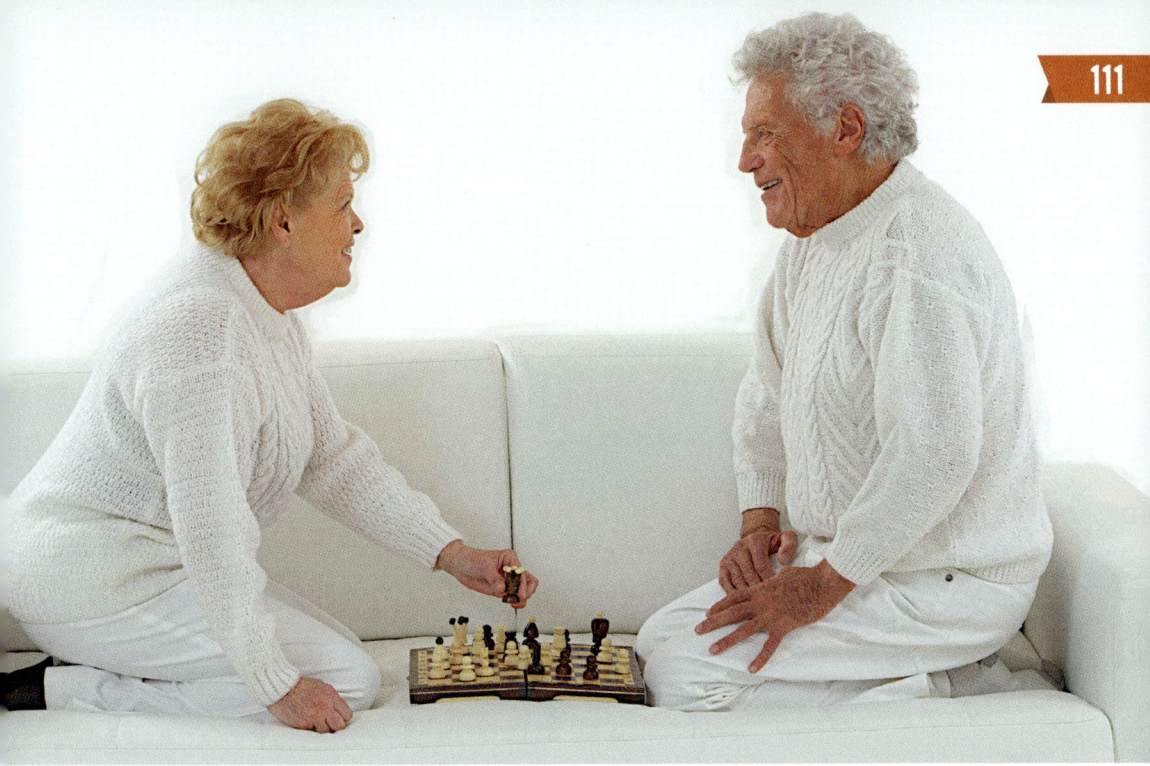

Pflegerische Maßnahmen

Was Sie vermeiden sollten:
❯ Pflaster zu verwenden
❯ Hände und Füße mit ätherischen Ölen oder alkoholischen Pflegemitteln einzureiben
❯ Gröbere Verrichtungen mit den Händen wie Arbeiten im Garten oder mit Werkzeugen
❯ Belastungen der Fußsohlen wie bei übermäßigem Gehen

Was Ihnen guttut:
❯ Handschuhe und Socken mit Polsterung
❯ Kühlhandschuhe 15 Minuten vor der Chemotherapie
❯ Sonnenblocker
❯ Hanföl oral und lokal oder einen Löffel Leinsamenöl pro Tag einnehmen

❯ Kalte Hand- und Fußbäder, aber keine Kneipp'schen Wechselbäder
❯ Leinsamen-Handbad oder -Fußbad: 5 Esslöffel geschroteten Leinsamen in 2,5 Liter Wasser für einige Minuten aufkochen, dann auf eine hautverträgliche Temperatur abkühlen lassen und für 5–10 Minuten Hände und/oder Füße darin baden.[28]
❯ Hand-Fuß-Bad: 30 g Kamillenblüten, 30 g Salbeiblätter und 30 g Ringelblumenblüten mit 1,5 Liter kochendem Wasser aufgießen, 10 Minuten lang ziehen lassen und dann die Flüssigkeit abseihen (= 1. Aufguss). Den Teerückstand mit 1,5 Liter lauwarmem Wasser für 10 Minuten ansetzen (= 2. Aufguss). So können Sie testen, welche Konzentration für Sie passt. Erleben Sie den 1. Aufguss als zu streng oder gar schmerzhaft, können Sie

es mit einem Gemisch aus 1. und 2. Aufguss probieren. Ist dies immer noch zu unangenehm, so verwenden Sie für das Hand-Fuß-Bad nur den 2. Aufguss.

Das kann ich selbst tun

Beim Hand-Fuß-Syndrom gilt es, auf die BMW-Regel zu achten.

B wie Bekleidung
❯ Bevorzugen Sie bequeme Schuhe und Kleidung.
❯ Verzichten Sie auf zu eng anliegende Kleidung, speziell auf einschnürende Socken oder zu eng sitzende Schuhe.
❯ Vermeiden Sie Kleidung aus rauen oder gar kratzenden Stoffen.
❯ Tragen Sie nach Möglichkeit keine Ringe oder Gürtel.

M wie Massagen
❯ Selbstmassage mit Hilfe getrockneter Erbsen oder Linsen: Schütten Sie etwa 1 kg getrocknete Erbsen oder Linsen in eine große, möglichst breite Schüssel. Legen Sie Ihre Handflächen auf die Erbsen oder Linsen und führen Sie eine Bewegung aus, als würden Sie die Erbsen oder Linsen sanft massieren. Dasselbe lässt sich mit den Fußsohlen durchführen.
❯ Hände und Füße mit gutem Olivenöl, Nachtkerzenöl (Oenothera biennis) oder Mandelöl (Prunus dulcis) ganz locker und sanft einreiben.
❯ Nur fettende, unparfümierte und allergenfreie Hautsalben verwenden!

W wie Waschungen
❯ Zur Körperpflege kein warmes oder gar heißes Wasser verwenden.
❯ Nur kurz duschen und nicht mit rauen Handtüchern abtrocknen. Besser ist es allemal, Hände und Füße an der Luft trocknen zu lassen oder nur kalt zu föhnen. Achten Sie dabei darauf, dass Sie mit dem Föhn der Haut nicht zu nahe kommen.
❯ Leinsamen-Hand- oder -Fußbad wirkt lindernd.
❯ Ein Bad mit Kamille, Salbei und Ringelblumen nehmen, hat ebenfalls eine positive Wirkung.
❯ Bäder mit Reisstärke tun gut; Sie sollten sich aber vergewissern, dass es sich um reine Reisstärke handelt und diese keine weiteren Bestandteile enthält.

Immunstärkung

///

Einige der zur Therapie der Krebskrankheit notwendigen Maßnahmen verringern nicht nur die Aktivität und Vitalität der Krebszellen, sondern wirken auch auf alle schnell wachsenden gesunden Zellen, wovon dann auch die Abwehrkräfte tangiert werden.

Für vieles gibt es ein Maß und entsprechende Werte, die weder über- noch unterschritten werden sollten. Das kennen wir von der Anzahl der weißen oder roten Blutkörperchen, vom Gewicht, von der Muskelkraft und vielen anderen zu bestimmenden Parametern. Welche Maßeinheit aber haben wir für Abwehrschwäche? Dafür gibt es zwar keine direkte Messung, allerdings kann man sich an einigen Anzeichen orientieren: Sind Sie häufig müde? Fühlen Sie sich abgeschlagen und schwach? Leiden Sie unter einer erhöhten Anfälligkeit gegenüber Bakterien, Viren, Parasiten usw.? Sind Sie häufig verkühlt? Leisten Sie viel weniger als gewohnt? Haben Sie plötzlich an Gewicht verloren oder fehlt Ihnen der Appetit? Wenn Sie eine oder mehrere dieser Fragen mit Ja beantworten, kann es angezeigt sein, dass Ihr Arzt über verschiedene, individuell für Ihre Situation zusammengestellte Laboruntersuchungen feststellt, ob es sich um Abwehrschwäche handelt. Generell sollten Sie alle gesundheitsrelevanten Fragen mit Ihrem behandelnden Arzt besprechen, denn es ist nicht beruhigend, wenn man weiß, dass zum Beispiel 90 Prozent der onkologischen Patienten häufig ohne Wissen ihres behandelnden Arztes antioxidative und immunstimulierende Mikronährstoffe einnehmen.[29]

Naturheilkunde

Nicht bei jeder Tumorart bzw. bei jeder Therapie ist eine Immunstärkung erwünscht. In bestimmten Phasen kann ein starkes Immunsystem auch von Nachteil sein.

Von großer Wichtigkeit bei Abwehrschwäche oder Immunstärkung ist generell die Sanierung der Darmflora. Floraaufbau und Symbioselenkung gehören da zum Gebot der Stunde. Erich Rauch, Arzt, Gründer und Leiter des ersten stationären Gesundheitszentrums für die F. X. Mayr-Kur, sagte zu seinen Medizinstudenten immer: „Wenn Sie in der Diagnose nichts finden, können Sie immer noch den Darm sanieren, das ist nie falsch!"

Das Meraner Modell stützt sich in der Regel auf folgende Maßnahmen:

///

Phytotherapie

> Der Sonnenhut (Echinacea) wurde von der Kommission E, der wissenschaftlichen Sachverständigenkommission für pflanzliche Arzneimittel in Deutschland, als taugliches adjuvantes Mittel eingestuft. Allerdings Achtung: Der Sonnenhut ist wegen bestimmter Wechselwirkungen nicht bei jeder Chemotherapie geeignet!

> Pelargonium zeigt gute Wirkung gegen Abwehrschwäche.[30]

> Astragalus, der Tragant, kann nach der Chemotherapie das Immunsystem wieder kräftig ankurbeln. Er stärkt die Lebensenergie, wirkt immunmodulierend und hat keine direkte Wirkung auf die Tumorzellen.

> Asiatische Heilpilze wie Maitake, Reishi, Shiitake oder Coriolus zeigen durchaus vielversprechende Erfolge. Die enthaltenen Polysaccharide und Glucane wirken positiv auf das Abwehrsystem. Maitake aktiviert die körpereigenen Fresszellen. Allerdings sollten Sie diese Pilze nicht im Internet kaufen, weil es wichtig ist, eine Garantie für die Sauberkeit und Reinheit der Pilze zu haben. Bei Einnahme von Pilzen ist die Transaminasen-Enzymgruppe im Blut zu kontrollieren, diese zeigt eventuelle Leberschädigungen an. Wichtig zu wissen ist, dass Pilze bei Leukämien und krebsbedingten Lymphknotenvergrößerungen nicht anzuwenden sind.

> Studien belegen, dass die phytotherapeutische und/oder anthroposophische Misteltherapie gut wirken.[24] Die Wirkstoffe des injizierten Mistelextrakts können das Immunsystem unspezifisch aktivieren. Das mag vielleicht für die Krebsbehandlung direkt keine Rolle spielen, wirkt sich aber eindeutig positiv auf die Verbesserung der Abwehrsituation aus.

Vitamine & Co

> Das antioxidative System aus Vitamin A, Vitamin E, Vitamin C, Selen und Zink, aber auch Carnitin, Gluthation und ungesättigte Fettsäuren sollten immer überprüft werden, da es gerade in besonderen Stresssituationen und unter speziellen Ernährungsumständen auch in Mitleidenschaft gezogen werden kann.

> Selen schützt gesunde Zellen vor Chemotherapie und Bestrahlung. Die Immunparameter werden stabilisiert, die Abwehr wird gestärkt. Der ideale Selen-Blutspiegel im Serum liegt bei 100–130 µg/l, im Vollblut bei 130–155 µg/l.[31]

> Probiotika dienen zur Stabilisierung der Darmflora und sind damit wesentlich verantwortlich für die Erhaltung der Abwehrleistung. Ein geschwächter Darm bedeutet meist auch ein geschwächtes Immunsystem. Besonders unter Chemotherapie werden der Darm und seine

Flora oft in Mitleidenschaft gezogen. Vorsicht: Bei stark reduzierten Abwehrzellen sollte man keine Darmbakterien geben!

› Enzyme dienen der besseren Verträglichkeit von Chemo- und Strahlentherapie. Ihr Einfluss ist noch nicht restlos geklärt, aber eine Stabilisierung des Immunsystems scheint einer der wichtigen Wirkparameter von Enzymen zu sein.[9]

› Coenzym-Q10 ist an der oxidativen Phosphorylierung beteiligt; über diese werden 95 Prozent der gesamten Körperenergie erzeugt. Herz, Leber und Lunge sind die Organe mit dem höchsten Energiebedarf, sie weisen auch die höchste Q10-Konzentration auf.

Bewegungstherapie jedweder Art hat eine positive Wirkung auf das Immunsystem, sofern man die eigenen Kraftgrenzen beachtet.

Hydrotherapie, Wechselbäder und Kneippgüsse gehören zu den aufwendigeren Methoden, helfen aber wunderbar, das körpereigene Abwehrsystem zu stärken.

Hyperthermie regt das Immunsystem an und aktiviert es.

› Der Patient legt sich unbekleidet auf die Netzliege des Ganzkörper-Hyperthermie-Bettes und wird mit einem Laken und einer Folie bedeckt. Der Kopf liegt auf einem Handtuch. Narben, Tätowierungen und durchblutungsgestörte Hautareale werden gegen direkte Wärmeeinstrahlung mit Mehrlagenmull abgedeckt. Zur permanenten Überwachung von Temperatur, Puls und Sauerstoffsättigung werden Sensoren angeschlossen. Der Patient sollte genügend Flüssigkeit zuführen. So aktiviert die Erhöhung der Körpertemperatur wie bei Fieber die unspezifischen Fresszellen zu größerer Arbeitsleistung.

› Möglich ist auch eine regionale oder lokale Hyperthermie, etwa mit Hy-deep-600WM® diese ist für die Patienten nicht so belastend wie die Ganzkörperhyperthermie. Die regionale Hyperthermie setzt auch auf eine Verbesserung der Durchblutung nach der Chemotherapie, damit die Wirkstoffe leichter ihr Ziel erreichen können. Zusätzlich hat die Hyperthermie durch die direkte Wärmeeinwirkung im bestrahlten Gebiet zur Folge, dass bei manchen Tumorarten auch eine direkte tumorschädigende Wirkung auftritt. Der Grund hierfür ist in der größeren Wärmeempfindlichkeit mancher Tumorzellen zu finden. Ein Zusatzpluspunkt für die Hyperthermie ist der entspannende Effekt auf innere Muskelorgane, der auch mit einer Reduzierung der Schmerzen verbunden ist.

Derzeit sind zahlreiche Einzel- oder Kombinationspräparate auf dem Markt, auch aus pflanzlicher Herkunft. Wichtig ist hier, sich gut beraten zu lassen, denn nur wenige Produkte erfüllen tatsächlich, was sie versprechen. Einige aktuelle Beispiele:

› Avemar® ist ein Getreideprodukt mit positiven Eigenschaften für den Darm; es ist durchaus vorstellbar, dass es auch einem geschwächten Immunsystem nützen kann. Empfohlen wird das Produkt bei Darmkrebs.

› Biobran® ist ein Getreideprodukt mit wertvollen Inhaltsstoffen, und zwar mit Polysacchariden und Ballaststoffen aus Reiskleie. Die Rücksprache mit dem Arzt ist unerlässlich.

› Faktor Alfa 2 wird auch in Meran eingesetzt; es gibt einzelne vielversprechende Untersuchungen in Bezug auf eine verbesserte Verträglichkeit der Chemotherapie. Auch das Abwehrsystem könnte davon profitieren.

› Relativ neu auf dem Markt ist das Produkt Protectival®. Dabei handelt es sich um eine Zusammensetzung verschiedener Kräuter, die in klinischen Studien sehr gute Ergebnisse zeigt.

› En vogue sind neuerdings Produkte aus Lavagestein (Zeolithe) mit hohem Siliciumgehalt. Seriöse Vertriebswege und hygienisch einwandfreie Herstellung vorausgesetzt, zeigt sich bei diesen Produkten eine hervorragende Wirkung im Bereich der Darmtätigkeit. Möglicherweise besteht auch eine positive Beeinflussung des Immunsystems. Die extrem hohe Bindungseigenschaft mit anderen Substanzen wird gerne auch als Entgiftungsprozess angepriesen, aber genau darin liegen auch einige Gefahren, denn man sollte diese sehr bindungsfreudigen Produkte nie zeitgleich mit anderen Medikamenten und auf keinen Fall zeitgleich mit oral verabreichten Chemotherapien geben.

› Immun Balance®, Squalen® und Kimun® sind weitere gängige Produkte. Bei Kimun® beispielsweise handelt es sich um ein hochwertiges Präparat aus unverzichtbaren Mini-Eiweißen, sogenannten essentiellen Aminosäuren. Wir finden dieses Produkt absolut interessant, in erster Linie, weil es zum Gleichgewicht des Eiweißhaushaltes beiträgt. Es verhindert damit frühzeitigen Muskel- und Kraftabbau. Um gut funktionieren zu können, benötigt das Abwehrsystem unbedingt diese Eiweißbausteine, insbesondere unter dem Aspekt der bei einer Chemotherapie häufig auftretenden Appetitlosigkeit.

› Immun'Âge® hingegen ist ein hochwertiges Enzymprodukt aus Papaya, welches die Verträglichkeit der Chemotherapie verbessert und mit dieser keine Wechselwirkung zeigt. Ob die Wirkung direkt auf das Immunsystem oder mehr über die bessere Verträglichkeit der Chemotherapie erfolgt, ist noch nicht zur Gänze geklärt.

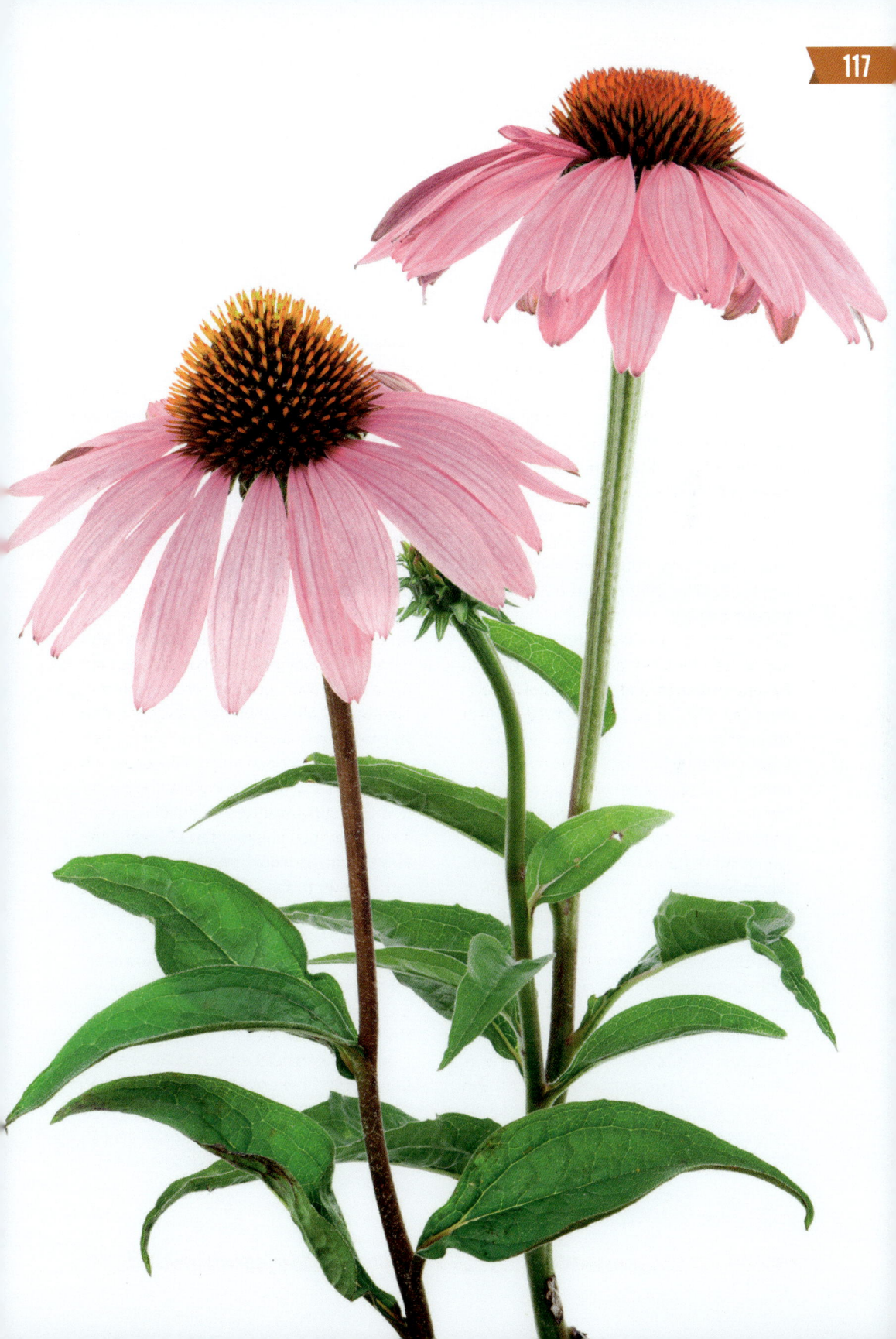

> Die blinde Gabe von Antioxidantien, vor allem fettlöslichen Vitaminen, empfehlen wir grundsätzlich nicht. Zwar gibt es während der Chemotherapie eine starke Belastung des Immunsystems über freie Radikale, aber meist kann unser Körper diesen Anforderungen gerecht werden. Erst bei fortgeschrittenen Erkrankungsstadien kann es zu Defiziten kommen, und dann macht die Gabe bestimmter Vitamine auch Sinn. Nach unserem Protokoll werden zuerst Vitamine im Blut durch ein Labor bestimmt und nur im Falle eines Mangels verabreicht. Der Grund dafür liegt unter anderem auch darin, dass bei bestimmten Tumorarten (meist Blutkrebsarten) Vitamine das Wachstum von Tumorzellen anheizen können. Auf der anderen Seite gibt es auch einige Chemotherapeutika (z. B. Methotrexat), die zu einem speziellen Vitaminmangel führen können. Auch hier gilt höchste Aufmerksamkeit, um einen Vitaminmangel rechtzeitig zu verhindern.

> Besonders wertvoll sind Selen und Zink. Auch sie gehören nach erfolgter Blutprobe individuell dosiert.

> Vorsicht vor verschiedenen Kombinationspräparaten mit dem Titel „Immun Plus ...", sie können meist bestens in der Prävention eingesetzt werden, sind aber oftmals nicht geeignet, einen Krebspatienten durch eine Chemotherapie zu begleiten.

Tipps für die Psyche

Immunstärkung und Steigerung der Abwehrkräfte meinen dasselbe, nämlich den Körper auf eine energetische Ebene zu bringen, sodass er imstande ist, seine Gesundheitsbalance beizubehalten oder wiederherzustellen. Der Begriff „Abwehr" impliziert einen Angriff, denn ohne Angriff braucht es keine Abwehr. Alle Länder dieser Erde haben ein Verteidigungsministerium, von Kriegsministerien hört man selten – und trotzdem gibt es immer wieder Kriege. Wir haben es uns angewöhnt, bezogen auf unsere Gesundheit in diesen Kategorien eines Krieges, von Angriff und Abwehr, zu sprechen. So haben wir zum Beispiel auch für den Begriff „Krankheit" einen Plural, für „Gesundheit" jedoch nicht, aber vielleicht gibt es so etwas wie „Gesundheiten", nämlich alle Antworten der Balancefähigkeit eines Körpers auf ungewöhnliche Herausforderungen. Der Begriff der Immunität geht auf das lateinische Adjektiv immunis zurück und bedeutet so viel wie „frei von". Bei der Immunstärkung geht es also darum, entweder etwas nicht an sich heranzulassen oder sich einer Sache zu entledigen, die wir für unsere Balance nicht oder nicht mehr benötigen.

Gewahrwerden ist das Stichwort bei der Meditation zur Immunstärkung. Zu entscheiden, was mir zuträglich ist und was weniger, ist nicht ganz einfach. Speziell in einer

Zeit der Veränderung, ja der Revolution, der Umkehr um 180 Grad, wie sie eine Krebserkrankung fast immer darstellt, haben viele der eigenen Erfahrungen nur mehr einen relativen Wert. Verändern heißt, etwas Neues angehen und gleichzeitig etwas Altes zurücklassen. Wenn mir etwa bis heute Aprikosen gutgetan haben, so kann sich das geändert haben.

Wenn ich das Immunsystem von der seelischen oder mentalen Seite her stärken will, muss ich gewahr werden, was mir guttut und was mir weniger zuträglich ist. Eine Methode, um mir dessen bewusst zu werden, ist die Körperpalpation oder das „Anklopfen" an allen Stellen meines Körpers. Sehr frei interpretiert könnte man es mit der Herbergssuche Josefs und Mariens vergleichen.

Diese Methode ist einfach zu erlernen. Sie nehmen zum Beispiel einen Kugelschreiber oder Kaffeelöffel in die Hand und klopfen mit diesem – bei geschlossenen Augen – leicht auf einen Körperteil, zum Beispiel auf Ihre Nase. Beschäftigen Sie sich gedanklich mit Ihrer Nase. Was fällt Ihnen ein? Waren Sie häufig verschnupft? Im Sinne einer Erkältung oder auch bezogen auf andere Menschen? Gefällt Ihnen Ihre Nase? Ist sie zu groß? Fällt Ihnen jetzt vielleicht Johannes ein? … Diese Gedankenassoziationen können sich auch über eine längere Zeit hinziehen und sollten zur Frage führen, ob Ihre Nase etwas braucht oder ob Ihre Nase für Sie etwas tun kann.

Wie mit der Nase können Sie mit all Ihren Körperteilen, inklusive der inneren Organe, verfahren. Beginnen Sie aber nicht gleich mit dem Körperteil, der durch Ihre Krankheit in Mitleidenschaft gezogen ist.

Pflegerische Maßnahme

Eberraute-Tee (Artemisia abrotanum) hat eine abwehrsteigernde Wirkung. Einen Teelöffel voll Eberraute in ein Teesieb geben, mit kochend heißem Wasser übergießen und für 5 Minuten ziehen lassen. Wenn irgend möglich, bitte nicht süßen und auf keinen Fall Säure wie Zitronensaft dazugeben, weil diese viele wirksame Bestandteile im Tee zerstört. Am besten ist es, wenn Sie je eine Tasse Tee an drei aufeinanderfolgenden Tagen morgens und abends trinken und dann vier Tage Pause machen. In der darauffolgenden Woche verfahren Sie genauso und ziehen das für einen Monat durch.

Das kann ich selbst tun

Geben Sie Ihrer Kreativität einen Ruck. „Kreativ" geht auf das lateinische Wort creare zurück, was so viel wie „etwas erzeugen" bedeutet und in seinem Wortstamm crescere, also „wachsen", enthält. Vielleicht denken Sie jetzt, dass in Ihnen ohnehin etwas gewachsen ist, was Sie absolut nicht wollten. Aber genau in diesem Kontext ist es zu ver-

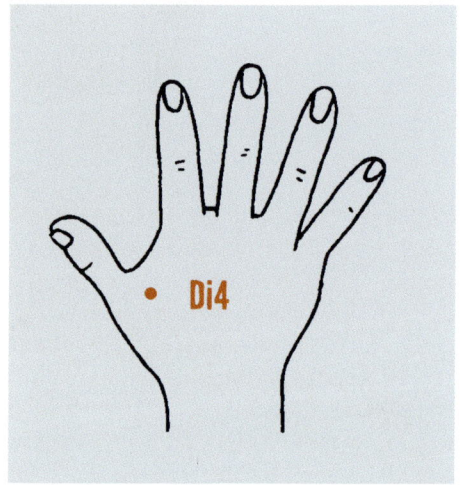

stehen, dass Sie Ihrer Kreativität eine Chance geben sollten, jedoch im aktiven, gewollten und bewussten Sinn. Tun Sie also möglichst Dinge, die Sie vielleicht noch nie getan haben. Beginnen Sie zu malen, zu singen, zu musizieren oder zu lesen. Fahren Sie irgendwo hin oder beschäftigen Sie sich mit etwas, das Sie schon lange interessiert hat. Werden Sie neu und überraschen Sie sich selbst!

Dazu gehört auch, dass Sie Ihre Durchblutung neu beleben. Das können Sie über aktive Bewegung, über mäßiges, aber regelmäßiges Ausdauertraining. Dreimal pro Woche flottes Gehen für eine gute halbe Stunde reicht vollkommen aus, um Durchblutung und Stoffwechsel wieder in Schwung zu bringen. Darüber hinaus tut Bewegung auch der inneren Ruhe gut. Die Durchblutung können Sie aber auch „passiv" mittels kalter Knie- oder Armgüsse anregen, wodurch ebenfalls das Immunsystem gestärkt wird.

Für Arm- oder Kniegüsse schraubt man den Duschkopf ab und stellt die Stärke des Wasserdrucks so ein, dass das Wasser bei schräg nach oben gehaltenem Schlauch ungefähr eine Handbreit hoch herausquillt. Die Hautareale begießt man mit dem in einem Bogen aus dem Schlauch strömenden Wasser. Wichtig dabei ist, dass Sie immer herzfern beginnen, also nicht an Oberarm oder Knie, sondern bei den Fingern und Zehen. Es empfiehlt sich, den Guss jeden Morgen ungefähr eine Minute lang durchzuführen.

Sehr zu empfehlen sind auch Kneipp'sche Wechselbäder oder – ganz modern – der Besuch einer Schneesauna. Sie heizen zuerst in der finnischen Sauna Ihren Körper auf, dann gehen Sie in die Schneesauna und kühlen Ihren Körper mit trockener Kälte herunter. Das ist sehr schonend, effektiv und zudem beim ersten Mal ein intensives neues Erlebnis. Bei allen Anwendungen dieser Art sollten Sie zuvor unbedingt ärztlichen Rat einholen.

Die Akupressur bietet für die Immunstärkung einen besonderen Punkt: Di4. Das ist jener Punkt, den Sie zwischen Daumen und Zeigefinger finden, und zwar in der Grube vor dem Treffpunkt der Knochen von Zeigefinger und Daumen. Massieren Sie diesen Punkt leicht; Sie können ihn auch mit einem Zahnstocher reizen und einige Dutzend Male anstupsen.

Bei der Aromapflege und Raumbeduftung greifen Sie am besten auf die Öle von Johanniskraut, Angelikawurzel, Sandelholz, Rosmarin oder Weihrauch zurück.

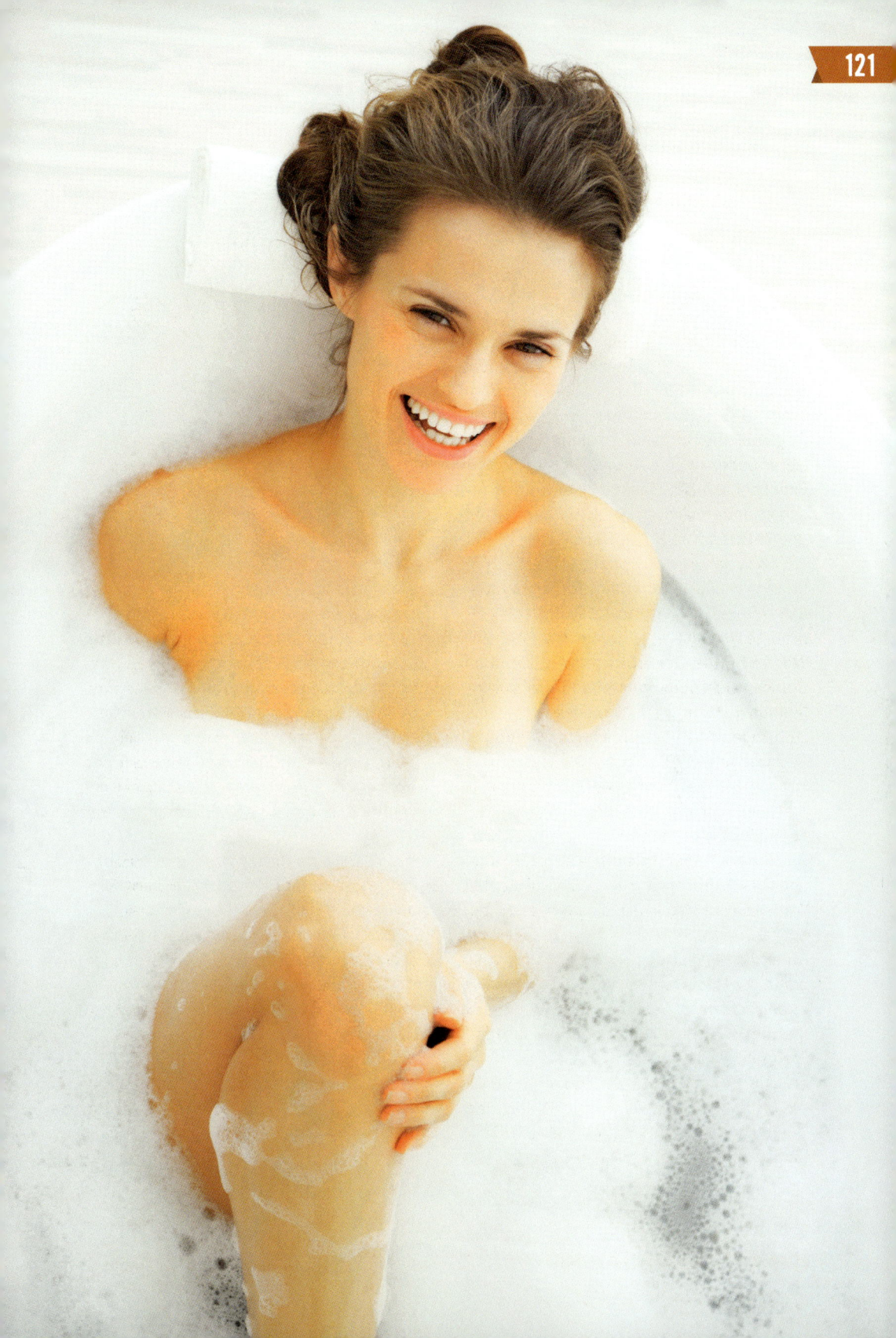

Lymphödeme

//

Das Lymphsystem im menschlichen Körper erfüllt unentbehrliche Funktionen und ist in seiner Bedeutung ohne Weiteres mit dem Herz-Kreislauf-System auf eine Stufe zu stellen. Mit der Lymphe (lat. lympha = „klares Wasser") werden Schlacke, Eiweißkörper, Fette, Bakterien und abgestorbene Zellen abgeleitet. Wenn diese Flüssigkeit nicht abgeführt werden kann, entsteht ein Ödem (gr. oídēma = „Ödem", „Schwellung"), sprich eine Ansammlung der Lymphe und damit zum Beispiel eine Schwellung und Verdickung des Armes.

Am häufigsten tauchen Lymphödeme nach Operationen oder nach Bestrahlungen auf. Bei einer Tumoroperation werden die zugehörigen ableitenden Lymphknoten deshalb meist mit entfernt, weil Metastasen, also Tochtergeschwülste, über den Lymphweg gebildet werden. Die Operationstechniken haben sich in der letzten Zeit dermaßen verfeinert und verbessert, dass es im Verhältnis zu früher nur mehr selten zu Lymphödemen kommt.

Naturheilkunde

Der ärztliche Rat bei Lymphödem lässt sich mit ein paar schlagwortartigen Begriffen zusammenfassen. Es geht um richtige, sprich

nicht übertriebene Schonung, um regelmäßige Lymphdrainage, also um die eigens für Lymphödeme konzipierte Massage, es geht um unterstützende Maßnahmen wie Stütz- oder Kompressionsstrümpfe und es geht um die Einnahme von bestimmten Enzymen, Spurenelementen und pflanzlichen Stoffen.

Vitamine & Co
> Selen beeinflusst Enzyme, die für die Entgiftung und Ausscheidung toxischer Stoffe verantwortlich sind. Zudem wird vermutet, dass Selen die Durchblutung von Tumoren zu hemmen imstande ist. Mehrere Studien haben gezeigt, dass die Gabe von Selen bzw. Natriumselenit zum richtigen Zeitpunkt den Verlauf eines Lymphödems günstig beeinflusst und zudem entzündungshemmend wirkt.
> Bei Tumoren im Mundbereich bringt die Gabe von 500 µg Selen täglich über vier bis sechs Wochen eine Verringerung des Lymphödems.[32]
> Bei Brustkrebs verbessern Enzyme die Symptome im langfristigen Verlauf.[33]
> Papain wird aus der Papaya-Frucht und Bromelain aus der Ananas gewonnen. Diese beiden Enzyme verringern bei Brustkrebs die Lymphödeme. (Dosierung: einmal täglich 3.000–4.000

FIP-Einheiten. 45 Minuten vor und 90 Minuten nach der Einnahme auf jegliche Nahrungsaufnahme verzichten!) Achtung: Bromelain hat auch einen blutgerinnungshemmenden Effekt und ist deshalb einige Tage vor einer geplanten Operation abzusetzen.

› Eine Studie von Professor J. Beuth belegt, dass oral eingenommene Enzyme bei Brustkrebs das Lymphödem günstig beeinflussen können.[9]

Phytotherapie

› Cumarin, ein aromatischer sekundärer Pflanzenstoff, der unter anderem im Waldmeister vorkommt, zeigt sehr gute Erfolge bei Lymphödem bei Brustkrebs. Es war eine deutliche Verkleinerung des Ödem-Volumens feststellbar.[34]

› Rutin, ein weiterer sekundärer Pflanzenstoff, wird von vielen Pflanzen als Farbstoff zum Schutz gegen UV-Strahlung gebildet und hilft bei Lymphödem bei Brustkrebs.[35]

› Entwässernde Tees mit Brennnessel, Zinnkraut, Bärentraube oder Preiselbeere können unterstützend wirken. Achtung! Diuretika, also harntreibende Mittel, sollte man vermeiden, weil sie die Eiweiße der Lymphflüssigkeit verkleben und somit den Stau der Lymphe noch verstärken.

› Bei Ödemen wurde mit indischem Weihrauch ein möglicher neuer Ansatz gefunden.

Akupunktur

Bis vor kurzem galt das Lymphödem nach Brustkrebs-OP als Kontraindikation für die Akupunktur. Eine Pilotstudie amerikanischer Ärzte zeigte jedoch, dass bei einem Drittel der Patientinnen das Lymphödem um 30 Prozent reduziert werden konnte.[36]

Die manuelle Lymphdrainage ist als Massage eine Form der physikalischen Therapie. Diese besondere Massagetechnik dient vor allem dem Stauabbau von Ödemen und geschwollenen Körperregionen.

Bewegungstherapie

Bei nicht zu großer Belastung hat sich laut einer Studie das Lymphödem nicht vergrößert, die subjektiv empfundene Lebensqualität hat dafür aber zugenommen.[37]

Tipps für die Psyche

Im Prinzip ist das Lymphödem ein Stau, und ein solcher tritt auf, wenn zu viele zugleich durch eine enge Stelle, durch den Flaschenhals wollen. In der Architektur hat man dieses Phänomen bei Gewölben genutzt und Heinrich von Kleist hat das in wunderbarer Weise so beschrieben: „Das Gewölbe steht, weil alle Steine auf einmal einstürzen wollen."

Beim Lymphödem geht es im mentalen Sinn also darum, etwas wieder in Fluss zu bringen. Ob es sich dabei um einen Gegenstand

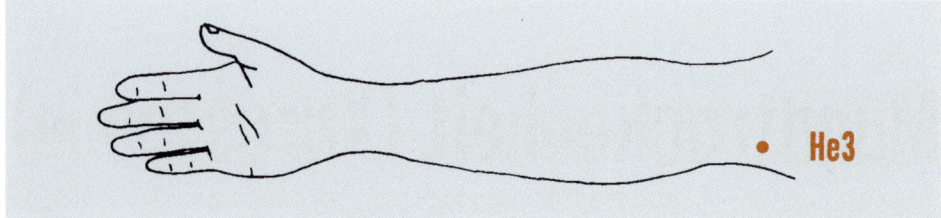

wie ein Hausboot handelt, das im Fluss gemächlich, aber stetig treibt, oder ein Stau auf der Autobahn sich wieder auflöst, ist für die meditative Imagination einerlei. Es geht darum, dass man sich in der Fantasie angenehm treiben lässt, getragen vielleicht vom Wind.

Setzen Sie sich ans Ufer eines Flusses oder Baches und schauen Sie zu, wie alles fließt. Wenn Sie glauben, dass das nicht helfen oder keine Auswirkungen haben könne, dann denken Sie bitte daran, welchen Effekt rinnendes Wasser hat, wenn Sie gerade auf die Toilette müssen.

Pflegerische Maßnahmen

Lassen Sie sich einen Kompressionsstrumpf anpassen und lagern Sie die betroffenen Extremitäten immer möglichst hoch.

Das kann ich selbst tun

> Wechselbäder nehmen oder Wasser treten
> Betroffenen Arm hochlagern, möglichst über dem Niveau des Herzens
> Taschen auf der gesunden Seite tragen
> Büstenhalter, Kleider, Schmuck und Armbanduhren nicht zu eng tragen
> Blutentnahme und Blutdruckmessung auf der gesunden Seite durchführen lassen
> Übung: Lagern Sie den betroffenen Arm möglichst hoch, am besten Sie sitzen auf

der Couch und legen ihn auf die Rückenlehne. Vielleicht legen Sie sich auch einen Polster dazwischen. Machen Sie die Faust und spannen Sie die gesamte Armmuskulatur an. Zählen Sie ganz langsam von 21 bis 23 und lassen Sie wieder los. Rasten Sie ein paar Sekunden und wiederholen Sie den Vorgang fünf- bis zehnmal. Sie sind das Maß und entscheiden, wie viel für Sie gut ist. Auch hier gilt: Weniger ist oft mehr! Wenn Sie diese Übung immer vor den Mahlzeiten machen, dann übertreiben Sie sicher nicht an Intensität und haben zudem eine Erinnerungsstütze.
> Bewegung ist in Ordnung, allerdings sollte nicht zu angestrengt Sport betrieben werden. Achtung: Durch intensive Muskelanspannung entsteht ein erhöhter Druck im betroffenen Körperteil, der den Lymphfluss zusätzlich verschlechtern kann!
> Ausschwemmende Tees wie Brennnesseltee oder Melissentee helfen, genauso wie entwässernde Speisen wie Kartoffeln, Reis, Gurken, Tomaten oder Ananas.
> Bei der Aromapflege sind Rosenöl und Lavendelöl vorzuziehen.
> Die Massage des Akupunkturpunktes He3 bringt Erleichterung. Sie beugen den Arm und halten die Hand nach oben, am unteren Ende der inneren Ellbogenfalte, einen Finger breit hin zum Oberarm, finden Sie eine kleine Grube: Diesen Punkt massieren Sie, vielleicht auch mit etwas größerem Druck.

Mundtrockenheit (Xerostomie)

Chemotherapie und Strahlentherapie können nicht nur Entzündungen, Schwäche oder Haarausfall zur unliebsamen Folge haben, sondern auch Mundtrockenheit. Xerostomie ist ein medizinisches Kunstwort, zusammengesetzt aus gr. xeros („trocken") und stoma („Mund"). Durch die onkologischen Therapien wird das Zellteilungsvermögen verringert, was auch die Speicheldrüse betreffen kann. Dadurch kann es zu verminderter Speichelproduktion und damit zu Mundtrockenheit kommen, die von einem unangenehmen Gefühl im Mund bis hin zu Beeinträchtigungen des Sprechens reichen kann.

Naturheilkunde

Bei Mundtrockenheit ist aus komplementärmedizinischer Sicht speziell an folgende Dinge zu denken:
› Viel Flüssigkeit durch Trinken zuführen
› Durch Kauen und Lutschen (z. B. Kaugummi, Karamellen, Bonbons) den Speichelfluss anregen
› Mund mit isotoner Kochsalzlösung spülen (NaCl 0,9 %, in Apotheken erhältlich, täglich vier- bis sechsmal gurgeln). Diese Lösung entspricht dem Salzgehalt unserer Körperflüssigkeiten und wurde früher für Wundwaschungen während einer OP benutzt. Isotone Kochsalzlösung reizt die Schleimhäute nicht und ist sehr wohltuend.

› Akupunktur: Bei einer groß angelegten Studie zur chronischen Xerostomie kam es zu deutlichen Verbesserungen der subjektiven Beschwerden der Patienten in der Akupunkturgruppe.[38] Die dabei verwendeten Punkte waren Di2, Di20 und der Ohrpunkt 55.

Vor Bestrahlungen ist eine Anregung des Speichelflusses bereits präventiv gegen Xerostomie möglich und sinnvoll!

Tipps für die Psyche

Durst kann wesentlich schlimmer sein als Hunger, Mundtrockenheit kann so weit führen, dass man den Mund kaum mehr öffnen kann. Es gilt also rechtzeitig etwas zu unternehmen – mit medizinischer Unterstützung und durch Aktivierung der Selbstheilungskräfte.

Wenn diese Mundtrockenheit auch allein durch eine Chemotherapie ausgelöst ist, so kann man sich im mental-psychologischen Bereich doch damit beschäftigen, welchen „Vorteil" es haben könnte, dass man sich beim Essen und unter Umständen auch beim Sprechen schwertut. Worin könnte das Gute des Schlechten bestehen? Vielleicht behalten Sie nur etwas Bestimmtes für sich und möchten es einem Menschen erzählen? Vielleicht werden Sie an

Ihre Kindheit erinnert, wo Sie eine Speise essen mussten, die Sie gar nicht mochten?

Es geht hier nicht darum, einen kausalen Zusammenhang zwischen der Mundtrockenheit und bestimmten Erfahrungen herzustellen, es geht nicht darum, in Betracht zu ziehen, dass das eine das andere bedingt, sondern dass man sich mit dem beschäftigt, was da ist. „Positiv" ist nicht das Gute, positiv ist „das vor mir Liegende", also das aktuell Reale, und sich damit zu beschäftigen heißt, in der Gegenwart zu leben, in der einzig möglichen lebbaren Zeit.

Pflegerische Maßnahmen

› Zähneklappern und Schneidezähne-Massage zur Anregung der Speichelproduktion: Klappern Sie bei geschlossenem Mund langsam und leicht mit den Zähnen, so als hätten Sie panische Angst. Legen Sie die Kuppe Ihres Zeigefingers an den unteren Nabelrand, legen Sie Mittel- und Ringfinger dazu und konzentrieren Sie sich auf den Punkt unterhalb Ihres Ringfingers. Legen Sie jetzt Ihre Zungenspitze innen an die Schnittzone der Schneidezähne und deren Zahnbett. Massieren Sie langsam und mit kreisenden Bewegungen alle acht Schneidezähne.
› Ölziehkur: Kurz nach dem Aufstehen in der Früh, noch vor dem Zähneputzen, nehmen Sie einen Esslöffel Leinöl in den Mund und spülen damit für ein paar Minuten. Wichtig dabei ist, dass Sie das Öl danach nicht schlucken, sondern ausspucken, weil die der Mundschleimhaut entzogenen und jetzt im Öl enthaltenen Stoffe dem Körper nicht guttun. Anschließend putzen Sie sich gleich die Zähne. Machen Sie diese Ölziehkur nicht länger als für eine Woche. Leinöl enthält wichtige entzündungshemmende Omega-3-Fettsäuren und hat eine bindende Wirkung für Giftstoffe. Sollte Ihnen diese Anwendung unangenehm sein, zwingen Sie sich bitte nicht dazu!
› Ölziehkur mit Olivenöl anstatt mit Leinöl hat eine ähnlich gute Wirkung.

Das kann ich selbst tun

Bei Mundtrockenheit hat man auch zu Hause sehr viele Möglichkeiten, um dieses Leiden zu verringern und in den Griff zu bekommen. Besonders zu achten ist dabei auf folgende Dinge:
› Wasserhaltige Lebensmittel wie Obst, Suppen oder Milchprodukte bevorzugen
› Möglichst keine krümeligen Speisen wie Salzstangen, Zwieback oder Crackers verzehren
› Pfefferminztee regt den Speichelfluss an.
› Häufig, über den Tag verteilt kleine Schlucke trinken
› Kaugummi ohne Zucker kauen
› Öfters am Tag den Mund- und Rachenraum spülen
› Zur Aromapflege eignen sich die ätherischen Öle von Weihrauch, Nachtkerze, Mandeln oder Aprikosen.

Nervenschädigung (Polyneuropathie)

Die Betroffenen berichten über eine verminderte oder gar fehlende Wahrnehmung, was als Minussymptomatik bezeichnet wird, oder über Kribbeln, Ameisenlaufen und Brennen, was als Plussymptomatik gilt. Eines ist all diesen Wahrnehmungen gemeinsam: Die Patienten werden von diesen ungewöhnlichen Sensationen vollkommen überrascht und verunsichert. Polyneuropathie (gr. poly = „viele") ist der Sammelname für bestimmte Erkrankungen des peripheren Nervensystems. Dabei können motorische, sensorische oder auch vegetative Nerven betroffen sein. Selbst eine Beeinträchtigung des Temperaturempfindens kann auftreten.

Neuropathien und die dadurch stark verminderte Lebensqualität sind häufig der Grund, weshalb Patienten unbedingt eine Chemotherapie abbrechen wollen. Tatsächlich werden diese Wahrnehmungen als „Unwahrnehmungen" empfunden, weil sie einem unheimlich sind und man nicht weiß, wie man mit dieser neuen Erfahrung umgehen soll. Neuropathien können imstande sein, das eigene Weltbild gründlich durcheinanderzubringen.

Naturheilkunde

Aus medizinischer Sicht muss die Polyneuropathie ganz besonders ernst genommen werden. Zum einen, weil die Patienten sehr darunter leiden, zum anderen aber auch, weil Neuropathien so „an den Nerven nagen", dass zu viele Patienten nicht mehr mit der Therapie fortfahren möchten bzw. können.

Folgende Maßnahmen bieten sich an:

Physikalische Therapie
> Kalte Kneipp'sche Knie- und Armgüsse
> Elektromagnetische Stoßwellentherapie mit Papimi® schlägt bei sehr vielen Patienten gut an.
> Bewegungstherapie mit dem Igelball
> Hydrotherapie, Bewegung vor allem im Wasser
> Zweizellenbäder: Hände und Füße stecken in wassergefüllten Wannen. Gleichstrom wird ins Wasser geleitet. Dieser – nicht schmerzhafte – Reiz zwingt den Körper zur Reaktion und erhöht damit die Sensibilität.

Phytotherapie
Capsaicin (Paprikapulver) täglich drei- bis viermal in Salbenform auftragen. Vorsicht! Capsaicin hat eine stark durchblutungsfördernde und reizende Wirkung und sollte deshalb nicht auf Schleimhäute und offene Wunden gelangen. Vorsicht auch bei den Augen! Nach dem Einreiben unbedingt die Hände waschen! Einige Studien haben

gezeigt, dass Capsaicin in Salbenform bei neuropathischem Schmerz eine signifikante Schmerzlinderung bringt.[39]

Akupunktur

> Das Stechen von entsprechenden Akupunkturpunkten wie zum Beispiel LG6, Ma34, Ma36 und Di11 wirkt sehr nervenberuhigend.[40]
> Mit Elektrostimulation kann der Effekt manchmal noch erhöht werden.

Vitamine & Co

> Benfotiamin (Milgamma®), eine aktive Vitamin-B_1-Vorstufe, ist bei Neuropathien durchaus angezeigt.
> Vitamin B_6 reduziert die Neurotoxizität, aber: Achtung bei bestimmten Chemotherapien!
> Vitamin-E-Gabe von 300 mg/Tag bei Cisplatin – und nur da! – fördert die Verringerung der Neurotoxizität, aber auch hier gilt: Achtung bei Chemotherapie![41]
> L-Glutamin zeigt eine geringere Ausbildung der Neuropathie und hat den Vorteil, dass man mit der notwendigen Dosierung der Chemotherapie fortfahren kann.[42]
> L-Glutathion (Ridutox®) ist eines der wichtigsten Antioxidantien und wird mit positivem Ergebnis zur Verminderung der Neuropathie eingesetzt.[43]
> Selen-Gabe von bis zu dreimal 300 Mikrogramm wirkt positiv.[44]

> L-Carnitin: Die intravenöse Applikation von (Acetyl-)L-Carnitin kann die Häufigkeit einer durch Cisplatin ausgelösten Neuropathie reduzieren.[45] Eine Verringerung der Neuropathie bei Taxan-Behandlung von Brustkrebspatientinnen und eine zusätzliche Verminderung des Auftretens einer Polyneuropathie unter Cisplatin und Paclitaxel zeigt eine Studie von Pisano.[46]
> Alpha-Liponsäure, 600–1.200 mg oral oder intravenös gespritzt, bringt eine spürbare Linderung der Neuropathie.[47]

Tipps für die Psyche

Solange man weiß, woher etwas kommt, und solange man sich auf die eigene Orientierung verlassen kann, sind die meisten Dinge halb so schlimm. Wenn wir uns aber etwas nicht erklären können, wenn etwas in unsere Erfahrungsmatrix überhaupt nicht hineinpasst, dann bekommen wir Angst, oder wir denken, dass wir verrückt sind.

Polyneuropathien beginnen in der Regel mit einem kaum wahrnehmbaren Kribbeln oder „Ameisenlaufen". Man ist sich nicht ganz sicher, ob da etwas war. Man tastet und testet und spürt nichts und im Handumdrehen ist es wieder da, dieses nicht eindeutig zuordenbare Gefühl. Bilde ich mir das nur ein? Ist da gar nichts? „Spüre" ich schon Gespenster? Das sind die Fragen, die einen beschäftigen. Und plötzlich fühlt

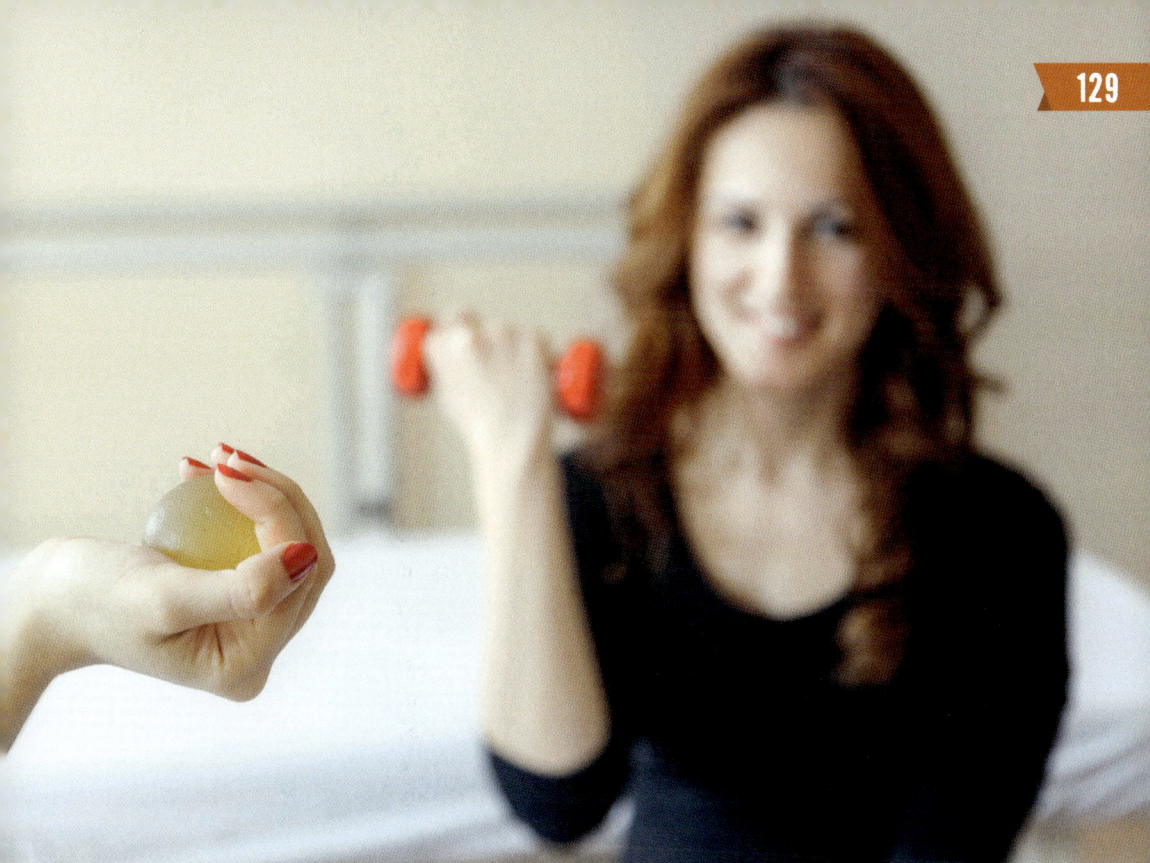

sich ein Gegenstand nicht mehr so an wie gewohnt oder erwartet. Das gibt es doch nicht! Oder doch?

So oder so ähnlich erleben sehr viele Patienten den Beginn einer Nervenschädigung. Aus mental-psychologischer Sicht sind „Entspinnung" und Entspannung angesagt. Sich zu beruhigen ist in dieser Situation, neben der medizinischen Intervention, ganz wichtig. Dazu benötigen Sie Zeit und Ruhe. Es nützt in diesem Fall nichts, wenn Sie sich zehn Minuten oder auch eine halbe Stunde oder gar eine Stunde Zeit nehmen. Open end ist das Schlagwort – egal wie lange Sie brauchen, um sich wieder zu beruhigen, wieder auf den Boden zu kommen, wieder Ihrer Ratio zu folgen.

Grundsätzlich ist es ja bei allen Entspannungsübungen und Meditationen von zentraler Wichtigkeit, sich zu überlegen, an welchem Ort man sich wohl fühlt, aber gerade beim Thema Polyneuropathie ist es angebracht, besonders darauf hinzuweisen. Dieser Ort kann unter einem ganz bestimmten Baum in einem Park zu finden sein, es kann aber auch ein kleiner, unscheinbarer dunkler Raum in der eigenen Wohnung sein. Vielleicht ist es ein Platz, den man bereits seit Kindheitstagen kennt, oder eine Stelle mitten im Verkehrsgewühl der Innenstadt. Suchen Sie nach Möglichkeit diesen Ihren ganz persönlichen Ort der Kraft immer wieder auf, denn er tut Ihnen mit Sicherheit gut.

Verweilen Sie an diesem Ort und tun Sie nichts, gar nichts! Lassen Sie die Zeit vergehen, lassen Sie die Zeit verrinnen und sich selbst mit ihr treiben, ohne Ziel, open end.

Pflegerische Maßnahmen

Bei der Polyneuropathie sind alle bekannten Entspannungsmethoden zu empfehlen wie
› Qigong (siehe Seite 65)
› Shiatsu (siehe Seite 50)
› Yoga (siehe Seite 65)

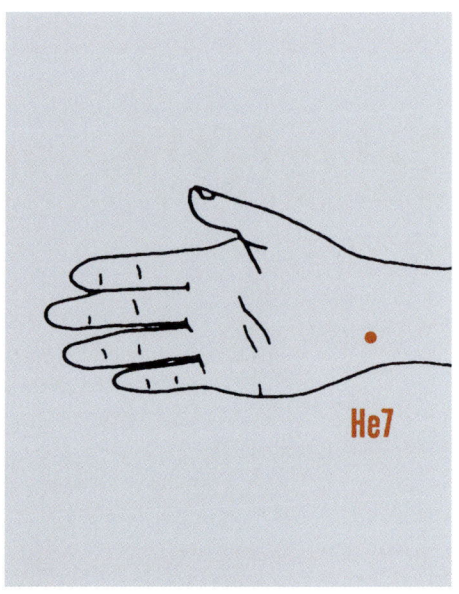

Sehr wohltuend ist aber auch ein Hand-Fuß-Bad mit getrockneten Erbsen. Stecken Sie Ihre Hände und Füße in die mit den Erbsen gefüllte Schüssel und „wühlen" Sie darin ein bisschen herum. Sie werden schnell spüren, wie angenehm und wohltuend das ist.

Das kann ich selbst tun

Es geht hier darum, die Sensibilität der Hände und Füße aktiv zu fördern, und dafür eignen sich einige leicht auszuführende Übungen.

› Die Igelballmassage, also die Massage mit einem kleinen Ball mit langen Noppen, ist sehr zu empfehlen. Sie sollten die Fußsohlen einige Male am Tag für ein paar Minuten über den Ball rollen oder den Ball zwischen den Händen in spie-

lerischer Bewegung kreisen lassen. Für die Massage der Hände eignen sich auch zwei Qigong-Kugeln.
› Aquagymnastik beruhigt, weil Wasser ein Symbol für das Urvertrauen ist. Vergessen wir nicht, dass wir unsere ersten neun Monate auf Erden im Wasser verbringen. Am Tag der Chemotherapie sollten Sie wegen der Infektionsgefahr aber auf Aquagymnastik verzichten.
› Wenn Sie die Möglichkeit haben, gehen Sie barfuß – auf unterschiedlichen Unterlagen wie Holz, Stein, Sand, Erde, Moos etc.
› Als Akupressurpunkt empfiehlt sich He7. Sie finden ihn an der Handbeugefalte in der Verlängerung des kleinen Fingers, genau auf der Trennlinie zwischen der eher dunklen Haut des Handrückens und der helleren Haut der Handinnenfläche.
› Zur Beruhigung können Sie etwa den Duft von Basilikumöl verwenden.

Schlafstörungen (Insomnie)

Der Schlaf gehört ohne jeden Zweifel zu den Grundbedürfnissen des Menschen. Fast ein Drittel unseres Lebens verbringen wir schlafend. Schon allein daran kann man erkennen, dass gesunder Schlaf von grundlegender Wichtigkeit ist, insbesondere in Zeiten von Verletzung und Krankheit.

Insomnie, der Fachausdruck für Schlafprobleme, geht auf Somnus, den römischen Gott des Schlafes zurück. Sein griechisches Pendant heißt Hypnos, „der Schlaf", dessen Bruder ist Thanatos, „der Tod". Deshalb wird der Schlaf auch als kleiner Bruder des Todes bezeichnet. In der Tat ist es so, dass im Schlaf viele Körperfunktionen stark reduziert sind und man in einem gewissen Sinne vollkommen das Bewusstsein verliert.

Der Schlaf ist einerseits wichtig für die Regeneration, andererseits werden im Schlaf Arbeiten verrichtet, die der Körper im Wachzustand nicht leisten könnte. Und im Schlaf träumen wir. Bis heute ist es uns nicht gelungen, den Sinn des Träumens vollkommen und erschöpfend zu klären.

Beim Schlafen kann man das Problem haben, nicht einschlafen zu können, man kann immer zu früh aufwachen bzw. zu kurz schlafen oder während der Nacht immer wieder aufwachen und damit an Durchschlafproblemen leiden.

Immer dann, wenn man zu träumen beginnt – und das tun wir alle einige Male pro Nacht –, kommt es zur sogenannten REM-Phase (engl. Rapid Eye Movement), einer an schnellen Augenbewegungen erkennbaren Schlafperiode. Fehlen diese Phasen, ist der Schlaf nicht tief genug und man wacht wie gerädert auf. Natürlich geht es auch um die Dauer des Schlafes. Die Behauptung, dass, wie der Volksmund sagt, nur der Schlaf vor Mitternacht ein erholsamer Schlaf sei, konnte auf wissenschaftlicher Ebene nicht bestätigt werden und ist wohl eher ein pädagogischer Trick, um junge Menschen rechtzeitig ins Bett zu bekommen.

Schlaftiefe und Schlafdauer sind zwei der wichtigsten Parameter, die in einem Schlaflabor untersucht werden. In Versuchen wurden beispielsweise Menschen für einige Tage und Nächte vom Schlafen abgehalten, ein Verfahren, das sich Schlafdeprivation nennt. Das Interessante dabei ist, dass der Mensch sich nach einer bestimmten Zeit Illusionen – der Volksmund würde Einbildungen (lat. imaginatio) dazu sagen – aufbaut, die ihm eine andere Realität vorgaukeln, um diesen unnatürlichen und extrem stressigen Zustand aushalten zu können.

Schlafstörungen tauchen bei Krebspatienten oft kurz nach Erhalt der Diagnose auf, aber auch während der Therapie und Nachsorge. Schlafstörungen können durch Angst, Sorge oder Schmerz bedingt sein, können familiäre, berufliche oder partnerschaftliche Gründe haben, sie können aber auch das Resultat von unerwünschten Arzneimittelnebenwirkungen, beispielsweise von Blutdrucksenkern, Zytostatika oder Hormonblockern, sein.

Wichtig ist allemal bewusste Schlafhygiene. Darunter versteht man neben der Regelmäßigkeit auch, dass man alles aus dem Schlafzimmer verbannt, was da nichts zu suchen hat, sprich: PC, Handy, Fernseher, CDs und auch Bücher. Das Schlafzimmer ist zum Schlafen da und dies muss auch unserem Unbewussten klargemacht werden. Denken, Grübeln, „Arbeiten" hat nichts mit Schlaf zu tun. Die einzige Ausnahme ist die Sexualität, weshalb man ja auch zu sagen pflegt, dass man mit jemandem geschlafen hat.

Naturheilkunde

Genauso wie Sie vom Arzt bei fast jeder Visite gefragt werden, wie Ihre Verdauung funktioniert, werden Sie zu Ihrem Schlafverhalten befragt. Der Schlaf ist als eines der Grundbedürfnisse des Menschen, und dazu zählen auch die Ernährung, die Wärme und die Atmung, von zentraler Wichtigkeit im Leben und ist auch ein Seismograf für die Lebensqualität.

Aus komplementärmedizinischem Blickwinkel bieten sich bei Schlafstörungen die folgenden Maßnahmen an.

Akupunktur kann sehr hilfreich sein:
› Besonders die Punkte Dü20 und He7 zeigen sehr gute Erfolge bei Krebspatienten, Gb12, Ni3, Ni6, Ni7, MP6, Le3 und Bl62 sind gute Indikationen für eine erfolgversprechende Akupunktur bei Schlafstörungen.[48]
› Akupunktur bringt eine nachweisliche Verbesserung der Lebensqualität bei Frauen mit Brustkrebs.[49]
› In einer achtwöchigen Studie wurden Frauen mit Schlafstörungen und Hitzewallungen nach Brustkrebs akupunktiert, mit drei Sitzungen innerhalb von zwei Wochen und zehn Nadeln pro Sitzung. Die schlaffreien Minuten und die Hitzewallungen nahmen deutlich ab.[50]

Phytotherapie. Folgende Pflanzen können unterstützend helfen:
› Baldrian (Valeriana) zeigt mitunter eine sehr gute Wirkung, allerdings ist Vorsicht während der Chemotherapie angebracht, es kann zu unerwünschten Wechselwirkungen kommen!
› Melisse (Melissa officinalis) als Tee ist zu empfehlen, insbesondere in Kombination mit Hopfen.
› Hopfen (Humulus) wirkt sehr gut, aber: Vorsicht bei antihormonell behandeltem Brustkrebs!

> Johanniskraut (Hypericum) zeigt gute Erfolge, darf aber nicht während der Chemotherapie angewendet werden.
> Passionsblume (Passiflora) wirkt besonders gut in Kombination mit Johanniskraut.
> Lavendelöl (z. B. Silexan®-Kapseln) zeigt ausgezeichnete Ergebnisse und ist sehr gut verträglich.

Vitamine & Co

> Melatonin ist das Schlafhormon. 3–5 mg 30–50 Minuten vor dem Zubettgehen eingenommen, können helfen und wurden bereits als wirksame Vorsorge gegenüber bestimmten Krebsarten diskutiert. Melatonin zur Schlafförderung ist in den USA rezeptfrei zu bekommen, in Europa allerdings rezeptpflichtig.[51]
> L-Tryptophan, eine essentielle Aminosäure, aus der unter anderem das Glückshormon Serotonin gebildet wird, wird ebenfalls eingesetzt. 100–400 mg, 30–45 Minuten vor dem Schlafengehen eingenommen, zeigen eine sehr gute Wirkung.[53]

> Yoga wird bei Schlafstörungen mit Erfolg angewandt.[52]
> Neben Yoga wirken sich auch viele andere Entspannungsübungen positiv auf das Schlafverhalten aus, besonders die asiatischen Techniken wurden in letzter Zeit genauer untersucht: Tai-Chi, Qigong, aber auch die Muskelentspannung nach Jacobson u. v. a. m. Zudem kann auch leichte

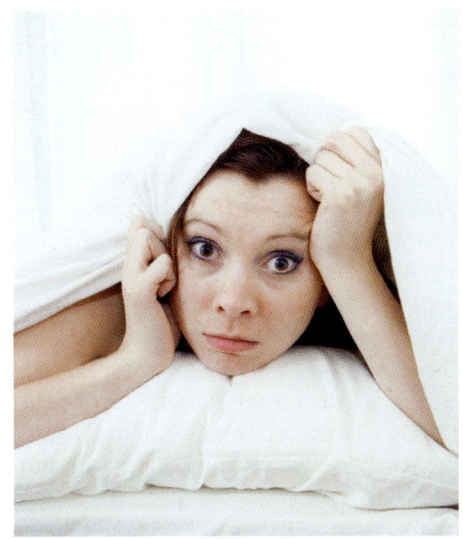

Bewegung wie Spazierengehen eine entspannende Wirkung entfalten und zu besserem Schlaf beitragen.

Tipps für die Psyche

Bei Schlafproblemen ist aus mentalpsychologischem Blickwinkel in erster Linie daran zu denken, ob der Tag vor dem Zubettgehen auch tatsächlich abgeschlossen worden ist. Dabei behilft man sich mit einem Ritual. Das Unbewusste versteht weder Deutsch noch Englisch noch Latein, es versteht lediglich Taten und Zeichen. Sich wiederholende Zeichen und Taten nennt man Rituale, und genau das benötigen wir vor dem Zubettgehen. Gewöhnen Sie sich an, den Tag mit einer bestimmten Handlung abzuschließen und Ihrem Unbewussten damit mitzuteilen, dass es für heute reicht. Ein solches Ritual kann sein, dass Sie die Tür absperren, die Blumen gießen oder sonst etwas machen, was Sie immer vor dem Schlafengehen tun können – unabhängig von der Tages- oder Nachtzeit.

Sehr hilfreich kann zudem die Progressive Muskelentspannung nach Jacobson sein,[54] genauso wie Meditation, Yoga oder Qigong. Allerdings müssen Sie bedenken, dass das keine Ad-hoc-Methoden sind. Dabei handelt es sich um Praktiken, die man erlernt und geübt haben muss, damit sie wirken können.

Eine ganz spezielle, wenn auch ungewohnt anmutende Hilfe kann die chinesische Organuhr sein, die wir aus der Fünf-Elemente-Lehre und der Akupunktur kennen. Bei dieser werden den Organen bestimmte Tageszeiten zugeordnet. Zwischen 23 und 1 Uhr nachts ist die Zeit der Gallenblase (bitte Sommerzeit beachten!). Wachen Sie da aus dem Schlaf auf, so sollten Sie sich damit beschäftigen, was Sie ärgert und wie Sie diesen Ärger am besten loswerden können. Trifft es Sie zwischen 1 und 3 Uhr nachts, so erwachen Sie in der Leberzeit. Wenn Sie in dieser Zeit mit einer bestimmten Regelmäßigkeit aufwachen, sollten Sie überlegen, ob Sie unter Umständen eine Entscheidung hinausschieben, die Sie vielleicht längst hätten treffen sollen. Wachen Sie zwischen 3 und 5 Uhr auf, also in der Lungenzeit, so geht es um Partnerschaften im weitesten Sinne, auch bezogen auf Freundschaften und den Beruf. Wachen Sie nach 5 Uhr auf, ohne dass Sie es müssten oder der Wecker sich gemeldet hat, so erwachen Sie in der Zeit des Dickdarms. Er hat eine tiefe Beziehung zum Unbewussten. Sprechen Sie mit anderen darüber, was Sie bewegt, denn andere haben zum eigenen Unbewussten mitunter einen besseren Zugang als man selbst.

Pflegerische Maßnahmen

Bei Schlafproblemen helfen
› Healing Touch (siehe Seite 51)
› Shiatsu (siehe Seite 50)
› Osteopathie (siehe Seite 38)

Das kann ich selbst tun

Bei Schlafproblemen ist neben der allgemeinen Schlafhygiene, sprich der Regelmäßigkeit des Zubettgehens und der Achtung darauf, dass das Schlafzimmer nicht zu einem Spiel- oder Arbeitszimmer umfunktioniert wird, insbesondere daran zu denken, dass man spät am Nachmittag keinen Kaffee mehr trinkt und möglichst früh zu Abend isst.

Weitere Tipps:
› Bewegung am Abend fördert das Schlafbedürfnis.

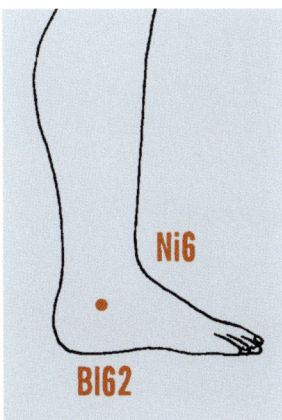
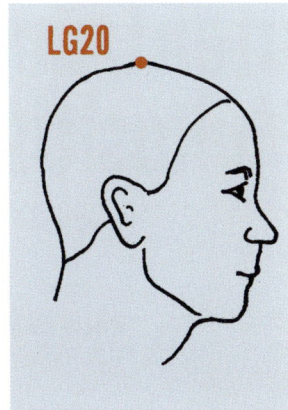
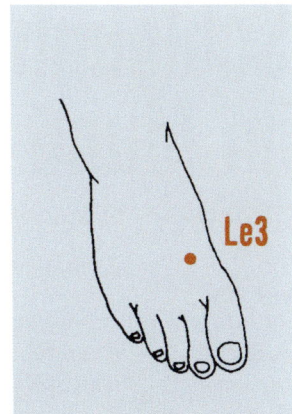

❯ Wechselbäder können helfen.

❯ Yoga oder Qigong tun gut, aber denken Sie bitte daran, dass das keine Spontan- und Sofortmittel sind, dass sie aber bei regelmäßiger Anwendung ausgezeichnet wirken.

❯ Ein besonderer Tipp sind Fußbäder vor dem Schlafengehen. Nicht einschlafen können heißt, die Energie, die Gedanken nicht aus dem Kopf herauszubringen. Es gilt also, die Energie vom Kopf nach unten in die Füße zu bekommen. Stellen Sie Ihre Füße in warmes Wasser, gerade so warm oder heiß, dass Sie es gut aushalten können, und verharren Sie so, bis Sie das Gefühl haben, dass Ihre Füße bis auf die Knochen erwärmt sind. Dann stellen Sie Ihre Füße in kaltes Wasser, das für Sie gerade noch angenehm erträglich ist, und warten Sie, bis sich Ihre Füße ordentlich kalt anfühlen. Daraufhin nehmen Sie die Füße aus dem Wasser, trocknen sie aber nicht ab und gehen zu Bett. Es geht dabei darum, dass Ihr Körper jetzt auf einen Temperaturreiz und nicht auf einen Berührungsreiz reagiert, massiv Wärme nach unten schickt und somit auch vom Kopf Energie abzieht. Vorsicht aber bei Kreislaufproblemen!

❯ Aromapflege

   ❯ Der Duft von Lavendelöl verbreitet wohlige Einschlaf-Atmosphäre im Schlafzimmer.

   ❯ Basilikumöl ist nicht nur ein sehr gutes Hilfsmittel bei Stress, sondern auch eine hervorragende Einschlafhilfe.

   ❯ Sehr gut wirken mitunter auch die Aromen von Orangen- und Rosenöl.

❯ Bei der Akupressur bieten sich gleich mehrere Punkte an. Massieren Sie Ni6 und Bl62. Diese Punkte liegen unter den Knöcheln beider Fußseiten in leicht tastbaren Vertiefungen. Sie können sie auch gleichzeitig mit einer Hand drücken. Eine weitere Möglichkeit ist LG20; dieser Punkt liegt an der höchsten Stelle Ihres Kopfes, genau auf der Mittellinie, ein klein wenig auf der Seite des Hinterkopfes. Oder Sie massieren Le3, der sich im Grübchen kurz vor dem Treffpunkt der Knochen der großen und der zweiten Zehe befindet. Dieser Punkt eignet sich – nebenbei bemerkt – auch ganz hervorragend, um Kleinkindern und Kindern beim Einschlafen behilflich zu sein.

Schleimhautentzündung im Mund (Mukositis)

Die orale Mukositis, die Schleimhautentzündung im Mund-Rachen-Raum, gehört mit zu den häufigsten Nebenwirkungen von Chemotherapie und Bestrahlung im Bereich von Mund, Hals, Nase und Ohren. Erfahrungsgemäß setzen die Beschwerden nach einer Chemotherapie eher ein als nach einer Strahlentherapie. Bereits wenige Tage nach einer Chemotherapie kann man die ersten Anzeichen der Veränderung im Mund spüren, dafür dauert diese Nebenwirkung „nur" etwa zwei Wochen an, während die Beschwerden nach einer Strahlentherapie zwar meist erst nach ein bis zwei Wochen einsetzen, dafür aber auch mehr als zwei Monate anhalten können.

Durch die Krebstherapie werden auch die gesunden Schleimhautzellen in ihrer Entwicklung gehemmt und sind so nicht mehr imstande, sich zu regenerieren. Dazu kommt, dass der Mundschleimhaut der nötige Schutz fehlt, um auf Mikroorganismen und Bakterien in der gewohnten Art und Weise reagieren zu können, was sehr leicht zu schmerzhaften Entzündungen im Mund führt.

Sobald Sie erste Anzeichen einer Veränderung im Mund spüren, sollten Sie mit Ihren medizinischen Betreuern sprechen, sofern Sie nicht ohnehin schon im Vorfeld darauf hingewiesen worden sind, was in einem solchen Fall unbedingt zu tun ist.

Naturheilkunde

Immer wenn Patienten im Verlauf der Behandlung durch Schmerzen oder andere Symptome extrem beeinträchtigt sind, ist der Arzt bemüht, so rasch wie möglich eine Lösung zu finden. Daraus ergibt sich dann eine Fülle von Möglichkeiten, so auch bei der Mukositis. Es liegt beim behandelnden Arzt, in Absprache mit dem Patienten zu entscheiden, welche Mittel, welche Methoden jeweils vorzuziehen sind. Auf jeden Fall aber ist auf Mundhygiene zu achten und auf ausreichende Flüssigkeitszufuhr.

> Ausreichend trinken. Als Faustregel kann gelten: 1 Liter/30 kg Körpergewicht pro Tag. Sehr gut eignet sich ein Teegemisch aus Ringelblume, Salbei und Kamille.
> Selen und Zink unterstützen die Zellheilung.
> Enzyme, vor allem Bromelain, eignen sich sehr gut als Gegenmittel, da sie die Wundheilung unterstützen.
> Honig hat für die durch Strahlenschäden ausgelöste Entzündung im Mundbereich ganz ausgezeichnete Studien aufzuweisen und wird von unserer Seite auch häufig empfohlen. Dabei sollte man diese Methode nach einem bestimmten

Schema anwenden: Nehmen Sie je 20 ml Honig (ca. 1 Esslöffel) eine Viertelstunde vor und nach jeder Bestrahlung sowie noch einmal sechs Stunden danach ein und lassen Sie ihn langsam im Mund zergehen. Manuka-Honig oder Medihoney, der in Apotheken erhältliche sterilisierte Honig, sind besonders empfehlenswert.[55]

> Mundspülungen vier- bis sechsmal täglich mit isotonen Lösungen von Natriumchlorid NaCl 0,9 % (Kochsalzlösung) lindern die Entzündung.
> Mundspülungen mit 10 Tropfen Myrrhe-Tinktur auf ein großes Glas warmes Wasser zwei- bis dreimal täglich; als Alternative können Sie damit auch die Mundschleimhaut einpinseln.
> Mundspülungen mit einer Lösung aus Bepanthene (Dexpanthenol) wirken lindernd.

Sehr gute Erfahrungen konnten auch mit folgenden Produkten gemacht werden:

> Caphasol®, eine Mundspülung, bestehend aus Kalzium plus Phosphat.
> Capsaicin® (Capsicum aus Paprika und auch aus Chili) hat einen schmerzlindernden Effekt bei durch Strahlentherapie oder Chemotherapie ausgelöster Mukositis.[56]
> Glandomed®-Salbeilösung wurde im Klinikum Augsburg positiv getestet.
> Pascomucil®-Pulver, mit normalem Wasser gemahlene indische Flohsamenschalen, bildet einen schützenden Schleim über offenen Stellen und schützt damit vor zusätzlichen schmerzhaften Verätzungen durch das Essen.
> Ratanhia-Mundwasser®, ein Auszug aus Ratanhiawurzel, Myrrhe und Kamillenblüten, wirkt besonders intensiv in der Prävention.
> Repha os®, Blutwurz plus Myrrhe plus Ratanhiawurzel, ist durchaus zu empfehlen.
> Tebodont® zum Spülen und Gurgeln enthält Teebaumöl und wirkt ausgezeichnet.
> Traumeel S® zum Spülen und Gurgeln wird auf Arnika-Basis (Arnica montana) hergestellt und eignet sich fantastisch.
> VEA-Zink®-Mundspray ist besonders einfach anzuwenden und wirkt.
> Vielversprechend sind innovative Kombinationen aus Natriumselenit, pflanzlichen Enzymen sowie pflanzlichen Lektinen, die speziell auch Haut und Schleimhäute schützen können (z. B. Equinovo®, Equizym MCA®). Diese werden oral als Dragees eingenommen.

Darüber hinaus stehen zur Auswahl:

> Sanddornfruchtfleischöl: 1 Teelöffel Öl mit Wasser verdünnen und damit den Mund-Rachen-Raum spülen.
> Leinsamentee ist ein hervorragendes Mittel bei Aphthen im Mund. Man gibt Leinsamen in heißes, nicht kochendes Wasser und spült den Mund-Rachen-Raum nach entsprechender Abkühlung.

> Sehr zu empfehlen ist auch Eberraute-Tee (Artemisia abrotanum). Neue Erkenntnisse bescheinigen ihm eine heilsame Wirkung auf Aphthen im Mundbereich.
> Vitamin E 270 mg/Tag kann zusätzlich helfen.

Tipps für die Psyche

Entzündungen sind meist extrem unangenehm und häufig auch sehr schmerzhaft. Speziell eine Entzündung der Schleimhäute kann einem im wahrsten Sinn des Wortes den letzten Nerv rauben. Entzündungen im Mund-Rachen-Bereich können existentielle Ängste hervorrufen. Nicht selten führt einen die Fantasie so weit, sich vorzustellen, dass man beim Fortschreiten der Entzündung an einem Punkt anlangen könnte, wo man nicht mehr imstande ist, etwas zu essen.

Bei Entzündungen geht es im mental-psychologischen Bereich in erster Linie um Beruhigung. Man tut gut daran, wieder „herunterzukommen", die eigene Bereitschaft zu Erregung, Zorn, Wut und Rage zu drosseln. Das ist einleuchtend, aber nicht leicht umzusetzen. Immer wenn viele Emotionen (lat. emovere = „hinausbewegen" – also derjenige Teil der Gefühlswelt, der von innen nach außen drängt) im Spiel sind, ist es ratsam, bereits vor der Eskalation entsprechende Handbremsen mit einzubauen.

Meditation ist speziell bei Entzündungen dann fruchtbar, wenn sie in „guten" Zeiten – wenn noch gar keine Entzündungen aufgetreten sind oder diese kaum schmerzen – ausgeübt wird, also nicht im Sinne einer Therapie, sondern als Prophylaxe. So können Sie lernen, auch mit der schmerz- und ekelhaften Seite Ihrer Entzündung in Dialog zu treten, und vielleicht anerkennen, dass sie für eine bestimmte Zeit nerven darf, dass sie unangenehm und lästig sein darf. Damit nehmen Sie der nächsten „schlechten" Zeit ein wenig die Spitze.

Pflegerische Maßnahmen

> Schälen Sie eine Ananas sorgfältig und schneiden Sie Fruchtfleisch und Strunk in kleine mundgerechte Stückchen. Es sollte nach Möglichkeit eine sehr reife Flugananas sein. Die Stückchen verpacken Sie einzeln und frieren sie ein. Wenn die Entzündung lästig und schmerzhaft ist, lutschen Sie langsam eines dieser Stückchen. Die Ananas, im Besonderen der Strunk, enthält wundheilende Enzyme, die Ihnen dann große Erleichterung bringen können. Zur Not kann man sich auch mit Eiswürfeln behelfen, diese sollten allerdings möglichst keine Kanten und Ecken haben.
> Täglich drei Spülungen mit Ratanhiawurzel-Mundwasser sorgen für Linderung.

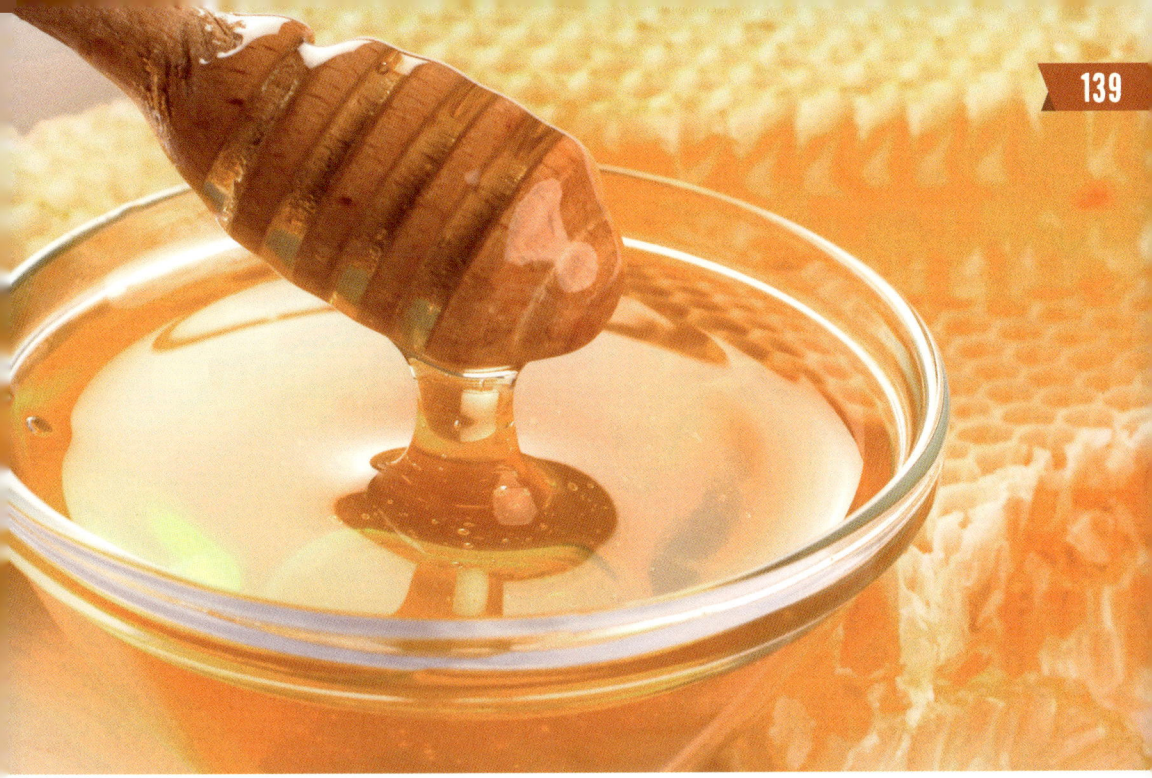

Das kann ich selbst tun

In erster Linie ist bei Mukositis auf die Mundhygiene zu achten. Klarerweise sind viele der bereits besprochenen Methoden auch zu Hause anwendbar.

› Zu empfehlen und unkompliziert anzuwenden sind häufige Mundspülungen mit isotonen Lösungen von NaCl, einer in der Apotheke erhältlichen 0,9%igen Kochsalzlösung, oder mit Kamillen-, Salbei-, Eibisch-, Ringelblumen- oder Myrrhe-Teewasser. Auch Spülungen mit ein paar Tropfen Propolis in einem Glas Wasser können guttun, sind allerdings nicht während der Chemotherapie anzuwenden.
› Bei Aphthen, das sind kleine, meist kreisrunde, weiß bedeckte Flachgeschwüre im Mund-Rachen-Raum, ist Eberraute-Tee ein absoluter Geheimtipp.
› Ölziehen (siehe Seite 126) mit Oliven oder Leinöl wirkt lindernd. Sehr gute Erfahrungen wurden mit Kürbiskernöl gemacht.

Besonders zu achten ist auch auf die Ernährung.
› Zucker, Scharfes und sehr Salziges meiden.
› Reizstoffe wie Nikotin und Alkohol meiden.
› Möglichst keine kohlensäurehaltigen Getränke zu sich nehmen, auch keine Obst- oder Beerensäfte.
› Honig im Mund langsam zergehen lassen. Blütenhonig ist zwar leichter verträglich als Waldhonig, dieser wirkt aber besser. Am besten ist der keimfreie Medihoney. Im Honig sind Inhaltsstoffe, die desinfizierend und wundheilend wirken.
› Genießen Sie das Aroma von Teebaumöl!

Schmerzen (Dolor/Algesie)

Schmerz kennen wir alle! Und doch hat sich bis heute weder die Wissenschaft noch die Medizin zu einer allgemein anerkannten Definition dieses Phänomens durchringen können. Die Internationale Gesellschaft zur Erforschung des Schmerzes (IASP) definiert ihn folgendermaßen: „Schmerz ist ein unangenehmes Sinnes- oder Gefühlserlebnis, das mit tatsächlicher oder potenzieller Gewebeschädigung einhergeht oder von betroffenen Personen so beschrieben wird, als wäre eine solche Gewebeschädigung die Ursache." Wie so oft, kann man mit wissenschaftlichen Erklärungen im Alltag nicht sehr viel anfangen.

Eine philosophische Einordnung des Begriffes lautet beispielsweise „Anhalten der Zeit an einem bestimmten Ort des Körpers". Auch damit ist kein Preis zu gewinnen. Wenn man aber daran denkt, wie oft es passiert, dass der Zahnschmerz im Vorraum des Zahnarztes plötzlich nachlässt, bekommt man eine Idee davon, dass der Schmerz nicht ausschließlich körperlichen Ursprungs sein kann. Oder denken wir daran, welche Tricks wir anwenden, um unseren Kindern den Schmerz zu nehmen, wenn sie sich zum Beispiel das Knie aufgeschürft haben. Man versucht etwa, sie auf ein Flugzeug oder einen Vogel aufmerksam zu machen, um so ihr Augenmerk vom Ort des Schmerzes, also vom Knie abzulenken.

Wenn der Schmerz nicht allzu groß ist, kann das auch Erfolg haben, zumindest bis sich das Kind wieder auf das eigene Knie besinnt. Unsere Zahnschmerzen sind aber auch nicht so bohrend, wenn wir es etwa schaffen, uns auf einen spannenden Film zu konzentrieren.

Sigmund Freud, der Begründer der Psychoanalyse, meinte, dass der Mensch mehr danach strebe, Schmerz zu vermeiden als Freude zu gewinnen. Johann Wolfgang von Goethe, der Dichterfürst, reimte gar „Die Schmerzen sind's, die ich zu Hilfe rufe, denn es sind Freunde, Gutes raten sie", und Wilhelm Busch, der Meister der Bildergeschichten, hat es pragmatisch betrachtet: „Gehabte Schmerzen, die hab' ich gern."

Schmerzempfinden ist sehr subjektiv. Wir wissen zwar seit Winnetou, dass Indianer keinen Schmerz kennen, aber wir wissen nicht, ob dieselbe Verletzung bei unseren Mitmenschen einen größeren oder geringeren Schmerz auslöst als bei uns selbst. Es gibt eine Schmerzskala, in welche man die eigene Schmerzintensität auf einer Maßeinteilung von eins bis zehn einträgt. Das ist eine gute, aber lediglich individuelle Möglichkeit, Schmerz über einen bestimmten Zeitraum zu vergleichen, damit man weiß, ob, wann und wie sich ein Schmerz im Laufe der Zeit verändert hat.

Schmerz hat eine Warnfunktion und ist in diesem Sinne prinzipiell zu begrüßen, sonst würden wir die Hand von der heißen Herdplatte erst gar nicht wegziehen. Viele Organe wie Herz, Hirn oder Leber haben überhaupt kein Schmerzempfinden. Diese Organe haben keine „Gefahrenfühler", also keine Schmerzrezeptoren, die thermische, chemische oder mechanische Noxen (lat. noxa = „Schaden") in elektrische Signale und somit Schmerzempfinden umwandeln könnten. Fühlt man keinen Schmerz, hat man keine Vorwarnung, und dann ist es schwierig, eine Krankheit rechtzeitig zu erkennen.

Es gibt aber auch Schmerzen an Organen, die man gar nicht mehr hat, wie zum Beispiel an einem amputierten Bein – den sogenannten Phantomschmerz.

Es gibt momentane Schmerzen, die einschlagen wie ein Blitz, oder chronische Schmerzen, die gar nicht mehr verschwinden, es gibt antizipatorische (lat. ante = „vor" und capere = „nehmen") Schmerzen, die aufgrund von Erinnerungen bereits auftreten, lange bevor das elektrische Signal das Gehirn erreicht. Das sind Erwartungsschmerzen, also Schmerzen, die auftreten, weil ich weiß, dass das, was da auf mich zukommt, wehtun wird. Und das kommt bei Krebserkrankungen nicht selten vor! Das alles führt bereits weit hinein in das große Feld des seelischen Schmerzes.

Mehr und mehr wird in der Medizin der Schmerz auch als eigenständige Krankheit behandelt und der Schmerztherapeut ist mittlerweile in jedem Krankenhaus zu finden.

Zudem hat sich ein eigener medizinischer Zweig entwickelt, die Palliativmedizin (lat. pallium = „Mantel"). Ihr geht es nicht um die Heilung einer Krankheit, vielmehr darum, dass der Mensch mit einer unheilbaren Krankheit leben lernt und möglichst keine Schmerzen hat.

All das rüttelt aber nicht an einem Grundsatz, nämlich dass die Patienten beim Schmerz die wahren Experten sind, denn der Schmerz ist ein sehr individuelles und persönliches Phänomen.

Naturheilkunde

Empfindungsbeeinträchtigungen, Muskelschwäche oder Schmerzen können Nebenwirkungen einer Krebstherapie sein. Durch Strahlentherapie, Chemotherapie, den operativen Eingriff oder den Tumor selbst können schmerzempfindliche Körperteile einwachsen, verlegt oder verletzt werden und in der Folge davon Schmerzen erzeugen. Schmerzen sind – von uns allen – am meisten gefürchtet, aber gerade in diesem Bereich hat die Komplementärmedizin gute Erfolge aufzuweisen.

Eine ganzheitsmedizinische Schmerzdiagnostik integriert seelische und körperliche Verletzungen bis zurück in die Kindheit, beurteilt Nahrungsmittelunverträglichkeiten und eventuelle Mängel an Zink oder Magnesium über eine erweiterte Labordiagnostik (z. B. Vollblutuntersuchung), zieht mögliche toxische Belastungen zum Beispiel durch

Schwermetalle mit ins Kalkül und gibt dem Zahncheck den ihm gebührenden Raum. Selbstverständlich sind auch Elektrosmog und Lärm Parameter für mögliche Schmerzverstärker. Der Lebensstil im Sinne der Kneipp'schen Ordnungstherapie ist ebenfalls eine wichtige Säule bei der ganzheitsmedizinischen Auffindung der Schmerzursachen.

Akupunktur mit Nadeln kann zur signifikanten Verbesserung bei Schmerzen führen, die durch einen Tumor oder damit verbundene Komplikationen ausgelöst worden sind.[57]
> Elektrotherapie kann einzeln oder aber in Zusammenhang mit der Akupunktur eingesetzt werden, sie steigert die Wirksamkeit der Akupunktur bei Schmerz zum Beispiel über ein TENS-Gerät (Transkutane Elektrische Nerven-Stimulation).
> Mit der Lasertherapie behandeln wir vor allem auch offene Stellen im Bereich der Haut, speziell im Bereich der Mundschleimhaut. Die Ergebnisse diesbezüglich sind sehr ermutigend und nehmen damit auch Schmerzen, welche die Lebensqualität durch die Einschränkung der Nahrungsaufnahme extrem beeinflussen können.

Osteopathie wird bei uns auf der Abteilung viel eingesetzt, hauptsächlich um verspannungsbedingte Schmerzen zu lösen.

Neuraltherapie ist bei Schmerzen ganz besonders angezeigt. Sie arbeitet mit Procain- oder Lidocain-Spritzen. Bei der einfachen Form werden sogenannte Quaddeln in die Haut gesetzt, kleine Bläschen, die die Nerven in der Haut reizen und damit zu Reaktionen im Körper führen, die auch als Eigenregulationen bezeichnet werden und exzellent gegen Schmerzen helfen. Nur „Profis" beherrschen das Spritzen an die tiefen Nervenknötchen (Ganglien). Diese Technik kann eingesetzt werden, um Störfelder wie Narben zu entstören und unterbrochene Zusammenhänge oder Entsprechungen im Körper wiederherzustellen.

Phytotherapie: Die Verwendungsmöglichkeiten der Pflanzenheilkunde bei Schmerzen sind vielfältig, wobei es natürlich keinen pflanzlichen Universalschlüssel gegen Schmerzen gibt. Deshalb muss man wohl von Person zu Person, von Schmerz zu Schmerz unterschiedliche Mittel aus der Welt der Pflanzenheilkunde anwenden.

Weil man zu allen Zeiten etwas gegen Schmerz unternommen hat, sei hier ein kurzer Überblick zu volksmedizinischen Mitteln angeführt, die bis heute von vielen noch eingesetzt werden
> Arnika wirkt abschwellend und wundheilend.
> Baldrian wirkt beruhigend und zudem schlaffördernd.
> Beinwellwurzel lindert Knochenschmerzen.
> Gewürznelken tun gut bei Zahnschmerzen.
> Johanniskraut hilft speziell bei Depressionen.

❭ Lorbeeröl beruhigt Kinder mit Bauch-schmerzen.

❭ Krallendorn wirkt besonders gut bei manchen Gelenkschmerzen.

❭ Bei der Mistel steht die schmerzlindernde Wirkung zwar nicht im Vordergrund, ist aber als angenehme Begleiterscheinung immer wieder zu beobachten. Die Mistel bringt Linderung tumorbedingter Schmerzen.[58]

❭ Minzöl reduziert den Spannungskopfschmerz und hilft bei Migräne.

❭ Passionsblume wirkt beruhigend, speziell in Kombination mit Johanniskraut und Baldrian.

❭ Pestwurz löst Krämpfe und entspannt Muskeln.

❭ Teufelskrallenwurzel zeigt bei Gelenk-, Muskel- und Knochenschmerz gute Erfolge.

❭ Weidenrinde bei Kopfschmerzen lockert, entspannt und senkt den Schmerzpegel.

❭ Weihrauch wirkt allgemein schmerzlindernd und ist immer zu empfehlen.

❭ Das Auflegen von Zwiebeln ist ein gängiges Hausmittel bei Ohrenschmerzen.

❭ Cannabis ist eine allseits bekannte Droge (Haschisch), die aus dem Harz der weiblichen Hanfpflanze gewonnen wird. Ihr Hauptwirkstoff für die Schmerzbehandlung ist THC (Tetrahydrocannabinol-Delta 9). In Österreich und Deutschland sind Medikamente mit diesem Wirkstoff zugelassen und können unter gewissen Voraussetzungen von den Ärzten verschrieben werden.

Die Wirkung kann gerade für schwerkranke Menschen mit Schmerzen, Appetitlosigkeit, Gewichtsverlust und depressiver Verstimmung oft sehr positiv sein.[59]

❭ Capsaicin kann zu einer signifikanten Verminderung der Schmerzen bei Mundschleimhautentzündung führen[60] oder in Salbenform bei neuropathischem Schmerz eine deutliche Schmerzlinderung zur Folge haben.

Vitamine & Co

❭ Vitamin C als Infusion und in Dosierungen über 15 g/d kann in einzelnen Fällen eine Verbesserung der Lebensqualität in Bezug auf Fatigue, Schmerzen und Appetitverlust bringen.[61]

❭ Bei der Enzymtherapie werden pflanzliche oder tierische Enzyme oral verabreicht. Diese zeigen eine abschwellende und schmerzlindernde Wirkung sowie eine Verbesserung von Durchblutung und Wundheilung. Sie sind bei unserem Protokoll im Meraner Krankenhaus Standard.

❭ Der Einsatz antioxidativer Substanzen hat sich insgesamt bei der Schmerzbehandlung bewährt und kann natürlich auch bei Nebenwirkungen von Chemotherapie und Strahlentherapie – wenn auch mit der gebotenen Vorsicht und den entsprechenden Blut- und Labortests – zielführend sein.

❭ Vitamin E lindert Gelenkschmerzen.

❭ Omega-3-Fettsäuren helfen speziell bei rheumatischen Schmerzen und sind in erster Linie auch im Zusammenhang mit

Gewichtsverlust, trockener Haut und bei Herz-Kreislauf-Problemen zu empfehlen.

Die elektromagnetische **Stoßwellentherapie** Papimi® zeigt sehr gute Erfolge bei der Schmerzbehandlung.

Hyperthermie erzeugt künstliches Fieber, wirkt stimulierend auf das Immunsystem und kann Schmerzen ganz wesentlich lindern. Für Fibromyalgiepatienten empfiehlt sich vor allem die Ganzkörperwärmebehandlung.

Die Kombination von **Kältetherapie** und **Sauna** oder noch besser der Besuch einer Schnee-sauna zeigen hervorragende Ergebnisse bei bestimmten Schmerzen, z. B. im Bereich des Bewegungsapparates, weil gerade hier die trockene Kälte gut wirkt und darüber hinaus auch noch als angenehm empfunden wird.

Tipps für die Psyche

Bei Schmerz ist der Patient häufig sein eigener Therapeut. Schmerz ist wie ein falscher Ton mit der Macht eines gewaltigen Verstärkers. In solchen Momenten auf die Stimme des eigenen Körpers zu hören ist nicht ganz einfach, denn wenn der Orgel-balg die Register übernimmt, nützt es wenig zu versuchen, den richtigen Ton zu finden.

› Versuchen Sie in Ihrem Schmerz nicht daran zu denken, dass es Ihnen nicht gut geht, und versuchen Sie nicht, sich im Kopf Antworten zu geben, weshalb Sie diesen Schmerz haben. Führen Sie keine Analyse, keine Auflösung, kein theoretisches Aufdröseln durch, sondern machen Sie eine praktische Synthese, eine Zusammenschau von Schmerz und Körper. Wo spüren Sie den Schmerz in Ihrem Körper? Wo sitzt er? Dann gehen Sie in Gedanken hinein in diesen Körperteil und nehmen alle Gedanken und Erinnerungen bewusst wahr, die Sie in diesem Moment begleiten. Daraufhin können Sie in Ihrer Vorstellung etwa ein Kind massieren, das an derselben Stelle wie Sie Schmerzen empfindet, und reden Sie ihm gut zu. Sie schaffen es, die Schmerzen des Kindes zu lindern.

› Eine sehr gute Hilfe bei Schmerzen kann auch die Progressive Muskelrelaxation nach Jacobson sein. Wenn Sie diese bevorzugen, sollten Sie nicht gleich mit der schmerzenden Stelle beginnen, sondern, quasi wie im Trockentraining, fernab von dieser Stelle damit anfangen, Ihre Muskulatur anzuspannen und wieder zu entspannen.

› Wenn Schmerzen sehr stark sind, kann man auch auf Hypnose und Suggestion (lat. suggerere = „zuführen, unterschieben") zurückgreifen. Der Aufwand für die Hypnose ist zwar relativ groß, der Erfolg rechtfertigt aber meist den Einsatz.[62]

Pflegerische Maßnahmen

› Shiatsu (siehe Seite 50)
› Healing Touch (siehe Seite 51)

❯ Die Fußreflexzonentherapie bedient sich der Reflexwege (Somatotopien) der körperlichen Organe. An den Fußsohlen befinden sich, wie zum Beispiel auch am Ohr oder an der Zunge, bestimmte Zonen, die in „Resonanz" mit einzelnen Organen, Funktionen oder Körperregionen stehen. Man kann sich das ungefähr so vorstellen, dass die Zehen Kopf und Hals widerspiegeln, der Fußballen den Brustraum, der Mittelfuß den Rumpf und seine inneren Organe und die Ferse die Keimdrüsen. Durch die Massage der einzelnen Zonen kann man auf die fußfernen Organe, Funktionen oder Körperregionen einwirken (siehe Seite 50).

❯ Osteopathie ist in ihrer Ganzheitlichkeit eine wirkungsvolle und gleichzeitig sanfte Methode in der Schmerzbehandlung (siehe Seite 38).

Das kann ich selbst tun

Schmerzen begleiten einen überallhin. Bewegung ist gerade deshalb mit das Wichtigste bei Schmerzen. Dabei geht es nicht um Sport oder Leistung, es geht im mental-psychologischen Kontext einfach darum, dass man möglichst den Ort verlässt, an dem man sich gerade befindet. Versuchen Sie auf andere Gedanken zu kommen. Konzentrieren Sie sich auf etwas, das Sie interessiert, das Sie vom Schmerz ablenken kann. Beobachten Sie Ihren Atem. Er geht raus, Sie holen ihn wieder rein. Ganz langsam, ohne Hast. Das tut gut.

Musik hilft bei Schmerz. Musik nimmt Ihnen den Schmerz nicht, aber sie lässt ihn leichter ertragen. Rhythmus und Melodie wiegen Sie weg von der totalen Aufmerksamkeit, die der Schmerz kategorisch verlangt.

Schmerz tut nun einmal weh. Glauben Sie also keinen Entspannungstechniken, die Ihnen vorgaukeln, dass sie Sie von Ihrem Schmerz locker befreien können. Es ist viel besser, wenn Sie sich dem Schmerz stellen, sich aber eine Alternative dazu vorstellen. Die Botschaft des Schmerzes ist häufig die, dass er Ihnen sagen möchte, dass Sie etwas ändern sollten in Ihrem Leben. Steigen Sie also ein auf seine Logik und verändern Sie etwas. Unter Verwendung von sogenannten Biofeedback-Geräten können Sie Veränderungen steuern oder regulieren. Normalerweise nicht bewusst steuerbare Körperfunktionen wie Puls oder Hauttemperatur lassen sich so gut regeln. Mit Hilfe dieser Geräte werden etwa Muskelspannung oder Atemfrequenz mittels Tönen rückgemeldet, deshalb der Name „Feedback". Ist zum Beispiel die Atmung zu schnell, schaltet das Gerät die üblicherweise als Belohnung gedachte Musik nicht ein. Auf diese Weise lassen sich Atemfrequenzen oder Körperhaltungen und damit auch „Gedanken" finden, bei welchen man keinen Schmerz spürt.

Bei Schmerzen beduften Sie Ihr Zuhause am besten mit Koriander, Lavendel oder Teebaumöl.[63]

Übelkeit und Erbrechen (Nausea und Vomitus)

Wenn einem „kotzübel" ist, wenn man Brechreiz verspürt und sich in der Magengegend schlecht fühlt, ist man meist in einem so miesen Zustand, dass man dies nicht einmal dem ärgsten Feind wünschen möchte.

Wie der Schmerz auch, so haben Übelkeit und Erbrechen die Funktion, uns vor Schäden wie Vergiftungen zu schützen. Brechreiz kann viele Ursachen haben: Wir haben zu viel gegessen, zu viel getrunken, hatten eine Gehirnerschütterung, einen Schlaganfall oder vielleicht einen Sonnenstich. Selbst übermäßiges Schaukeln, Achterbahnfahren oder Pirouettentanzen kann Brechreiz hervorrufen. Kleine Kinder vertragen oft das Autofahren nicht.

Dem Erbrechen wurde in der Volksmedizin eine zentrale Bedeutung beigemessen. Bereits der österreichische Arzt Bernhard Aschner (1883–1960) legte großen Wert auf ausleitende Verfahren, also auf Methoden, die bewirken, dass gefährliche und toxische Stoffe so schnell wie möglich den Körper verlassen. Er bezeichnete das Brechen, neben dem Aderlass, dem Ansetzen von Blutegeln oder dem Schwitzen, als ein lebensrettendes Heilmittel. Mit bitteren Stoffen wie Wermuttee erreichte er das gewünschte Resultat.

Naturheilkunde

Übelkeit und Erbrechen werden in der Tumortherapie allzu häufig als „normale" Nebenwirkungen gesehen und als Beeinträchtigungen zu wenig beachtet. Nicht so in der Komplementärmedizin, wo wir gerade diesen stark die Lebensqualität einschränkenden Nebenwirkungen eine große Bedeutung zumessen und wo wir auch tatsächlich sehr gut helfen können.

Akupunktur

> Tumorpatientinnen mit Mammakarzinom wurde bei Übelkeit und Erbrechen mit Akupunktur nachweislich geholfen.
> Aus einer Metastudie, einer Zusammenfassung von elf einzelnen Studien, geht hervor, dass es mit Akupunktur zu einer Reduktion von akutem Erbrechen kommt. Auch Akupressur ist geeignet, akute Übelkeit zu lindern.[64]
> Eine deutliche Verbesserung mit klinischer Relevanz erzielt man mit Akupunktur bei der von der Chemotherapie verursachten Übelkeit.
> Übelkeit durch Strahlentherapie kann durch Akupunktur ebenfalls verbessert werden.

Phytotherapie

- Ingwer (Zingiber officinale) hilft bei Übelkeit und Erbrechen während der Chemotherapie: täglich 1–2 g, beginnend drei Tage vor der Chemotherapie. Vorsicht wegen möglicher Wechselwirkungen mit Antikoagulantien, Antihypertensiva und Antidiabetika.[65]
- Ingwerwurzel in Kapselform bringt signifikante Verbesserung der Übelkeit während der Chemotherapie. Mindestens 1.000 mg Ingwerpulver werden dabei pro Tag gegeben.
- Pfefferminze und Kamille können als Tee helfen, tun aber nicht jedem Betroffenen gleich gut. Einige Menschen vertragen beispielsweise die Schärfe der Pfefferminze gerade während sehr sensibler Krankheitsphasen schon geruchsmäßig nicht.
- Bitterpflanzen sind äußerst wirksam, sie regen die Verdauungssäfte aus Galle und Bauchspeicheldrüse an, machen Appetit und fördern die Magenentleerung nach unten in den Darm, was gegen Übelkeit hilft (z. B. Alpin-Bitter®). Bitterstoffe kann man sich aber auch über die Nahrung holen (ein markantes Beispiel ist gekochter Radicchio, etwa mit Reis) oder über einzelne Teekombinationen mit Wermut, Tausendgüldenkraut, Löwenzahn, Kümmel, Mariendistel etc. zuführen.
- Fenchel als Tee und in der Nahrung unterstützt die Behandlung gegen Übelkeit.
- Astragalus (Tragant) zeigt eine signifikante Reduktion von Übelkeit und Erbrechen.
- Cannabis mit seinem Wirkstoff Dronabinol wird meist als Lösung in Tropfenform verabreicht und kann gegen Schmerzen, Appetitlosigkeit, Übelkeit und Erbrechen helfen.
- Die Mistel zeigt positive Effekte bei Erbrechen, Übelkeit und Erschöpfung. Weniger eindeutig sind laut Studien die Effekte bei Schmerz, Diarrhö und Nebenwirkungen der standardisierten Therapie.
- Helixor®, ein Mistelpräparat, zeigte bei Patienten in der Chemotherapie Besserung vor allem bei Müdigkeit, Schlaflosigkeit, Übelkeit, Appetitlosigkeit und Schmerzen.
- Iberogast®, der Frischpflanzenauszug aus Iberis amara (Schleifenblume) mit alkoholischen Auszügen aus Angelikawurzeln, Kamillenblüten, Kümmelfrüchten, Mariendistelfrüchten, Melissenblättern, Pfefferminzblättern, Schöllkraut und Süßholzwurzeln, hilft sehr gut bei Übelkeit und Erbrechen.

Vitamine & Co

- Glutamin (20 g über fünf Tage) kann Übelkeit, Erbrechen und Diarrhö signifikant reduzieren. Dies gilt besonders bei Magen-Karzinom.
- Injektionen von Vitamin B_6 vermindern Übelkeit.
- Wobe Mugos® (eine Kombination verschiedener Enzyme wie Papain, Trypsin und Chymotrypsin) reduziert Übelkeit und Erbrechen sowie Fatigue bei Lungenkarzinompatienten während einer Chemotherapie mit Cisplatin und Etoposid.

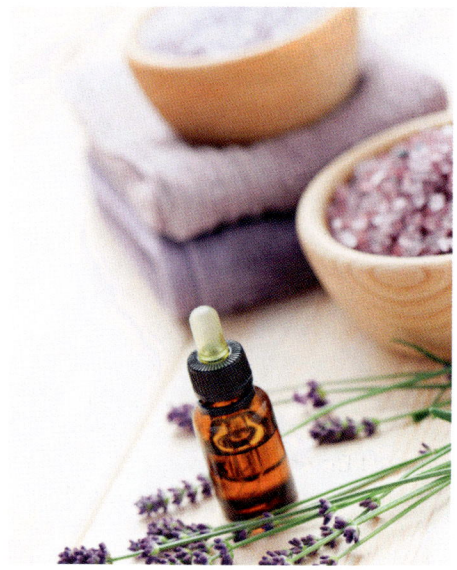

> Verbesserung der Lebensqualität durch Papain und Bromelain bei Radiotherapie und Chemotherapie durch Besserung der Übelkeit: einmal täglich 3.000–4.000 FIP-Einheiten, 45 Minuten vor und 90 Minuten nach der Einnahme keine Nahrungsaufnahme. Bromelain hat eine leicht gerinnungshemmende Eigenschaft, ist deshalb einige Tage vor einer geplanten Operation abzusetzen.

Tipps für die Psyche

Brechreiz ist ein Zeichen dafür, dass man sich von etwas trennen möchte, sollte oder müsste. Der Vorgang des Erbrechens ist weder angenehm zu erleben noch vergnüglich anzusehen. Loslassen ist nie leicht. In dieser Situation könnte man – obwohl der Brechreiz ja durch die Chemotherapie ausgelöst wurde – seine Aufmerksamkeit darauf richten, was man „zu viel" hat. Ein Zuviel an Sorge anderer um einen selbst, ein Zuviel an Sorge um andere, ein Zuviel an Erledigungen und Verpflichtungen im Zusammenhang mit der Krankheit, ein Zuviel an Angst, ein Zuviel an Wut, Ärger und Hass, dies und vieles mehr kann in einem Zusammenhang mit der eigenen Lage stehen.

Beschäftigen wir uns also mit dem „Zuviel an …" und fragen wir uns, was wir ändern könnten. Konzentrieren wir uns aber nicht auf einen „Verzicht", sondern auf das, was wir ab heute „stattdessen" tun könnten und tun werden. Es geht also nicht um ein ohnehin immer zu spät kommendes „Nachdenken", sondern um ein „Vordenken", eine Beschäftigung mit dem, was wir ab heute tun.

Pflegerische Maßnahmen

Bestimmte Chemotherapien können den Geschmackssinn einschneidend verändern. Das Essen kann plötzlich seifig, metallisch oder eigenartig süß schmecken. In dieser Situation ist es wichtig, nicht mit Widerwillen oder gar Ekel zu essen oder das Essen hinunterzuwürgen. Besser ist es in diesem Fall, möglichst nur Speisen zu essen, die man verträgt.

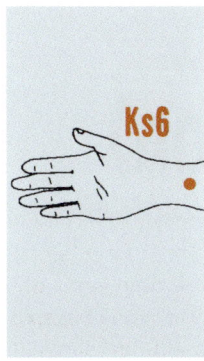 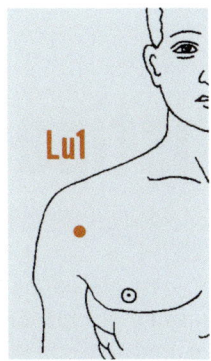 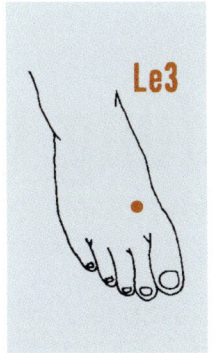 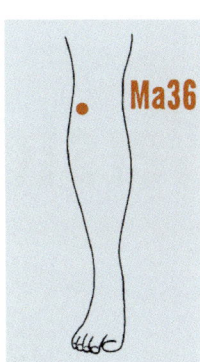

Bei Übelkeit und Erbrechen haben sich folgende Mittel bewährt:

> Massagen zur Entspannung
> Aromapflege mit Pfefferminzöl und Zitrone
> Umeboshi-Pflaume, eine Trockenpflaume, die doppelt so viel Eiweiß, Mineralien und Fette enthält wie alle anderen Früchte. Auch Phosphor, Eisen und Kalzium sind in dieser Pflaume reichlich vorhanden.
> Ingwerwasser (siehe Seite 103); Ingwertee ist nicht so zuträglich, weil durch das Kochen große Teile der ätherischen Öle verdunsten.
> Akupressur: Es wird ein Senfkorn auf den Akupunkturpunkt Ks6 gelegt und sanft stimuliert.
> Aromapflege: Dufttupfer auf Solarplexus legen. Beachten Sie aber, dass bei manchen Patienten bereits das Gewicht der Auflage auf den Bauchraum die Übelkeit verstärken kann.

Das kann ich selbst tun

Bei Übelkeit und Erbrechen sollten Sie zuallererst folgende Punkte bzw. Ernährungstipps beachten:

> Zähne putzen sofort nach dem Essen
> Flüssigkeitsverlust ausgleichen
> Kalte Getränke bevorzugen
> Lutschen von Eiswürfeln
> Eventuell: Cola mit Salzstangen
> Nur wenig zum Essen trinken
> Tee mit Ingwer, Pfefferminze, Kamille oder Fenchel mit Salz
> Tee mit Bitterpflanzen wie z. B. Tausendgüldenkraut, Enzianwurzel, Mariendistel oder Engelwurz
> Artischockenpüree
> Trockene Nahrungsmittel wie Zwieback, Kräcker und Salzstangen

Zudem können Sie sich helfen mit
> Aromapflege, am besten mit Ingweröl oder Pfefferminzöl, und mit
> Akupressur. Hier bieten sich vier Punkte an: Ks6, der drei Finger breit vor der Beugefalte des Handgelenks, genau zwischen dem Ellenknochen und der Speiche liegt, oder Lu1, den Sie vorne direkt unter dem Schultergelenk finden, oder Le3, er befindet sich im Grübchen unmittelbar vor dem Treffpunkt der Knochen der großen und der zweiten Zehe, oder Ma36, im Grübchen zwei Finger breit auf 2 Uhr unterhalb der rechten Kniescheibe.

Verstopfung (Obstipation)

Wer noch nie unter Verstopfung zu leiden hatte, weiß nicht, wie unangenehm und schmerzvoll das sein kann. Schon nur das Gefühl des „Gleich-platzen-Müssens" mindert die Lebensqualität um einiges. Vergleichende Untersuchungen haben gezeigt, dass Verstopfung als ähnlich einschränkend und belastend empfunden wird wie eine Allergie. Der Fachausdruck für Verstopfung lautet Obstipation (lat. ob = „entgegen" und stipare = „pressen") und bedeutet, dass etwas nicht in die richtige Richtung läuft. Laut WHO leiden 20 Prozent der Bevölkerung unter – zumindest gelegentlicher – Verstopfung. Davon wiederum sind drei Viertel Frauen. Also kennt ungefähr jede sechste bis siebente Frau Verstopfung aus eigener Erfahrung, und das sind innerhalb der Europäischen Union beeindruckende 40 Millionen.

Ob es sich um eine zeitlich begrenzte Verstopfung handelt, wie die Reiseobstipation, oder um ein chronisches Problem, ist den Betroffenen in der Regel bewusst. Als Folge oder unerwünschte Begleiterscheinung der Krebstherapie kann die Verstopfung sehr unangenehm sein und es ist anzuraten, nicht lange zuzuwarten, sondern bereits bei den ersten Anzeichen das ärztliche Gespräch zu suchen.

Bei Verstopfung gibt es eine Vielzahl an Hausmitteln. Diese stammen aus dem Fundus der Volksmedizin und haben sich aus der Erfahrung entwickelt. So hat man etwa beobachtet, dass trockene Pflaumen oder Feigen bzw. Weintrauben oder frisches Sauerkraut, besonders vor dem Frühstück genossen, bei vielen Menschen Durchfall zur Folge haben.

Naturheilkunde

Aus medizinischer Sicht muss darauf hingewiesen werden, dass Abführmittel, also Verdauungsbeschleuniger, auch Stoffe abführen, die der Körper braucht, so zum Beispiel auch die Wirkstoffe der Antibabypille oder vieler anderer Medikamente. Darmspülungen mit Klistier sind in leichten, nicht chronischen Fällen angezeigt, sollten aber mit der nötigen Sorgfalt durchgeführt werden.

Das Wichtigste bei Verstopfung sind Bewegung, reichliche Flüssigkeitsaufnahme und Darmsanierung. Bei der Darmsanierung muss man sich darauf einstellen, dass diese nicht von heute auf morgen möglich ist, vielmehr eine gewissenhafte Einhaltung der vorgegebenen Richtlinien und Maßnahmen über einen bestimmten Zeitraum erfordert.

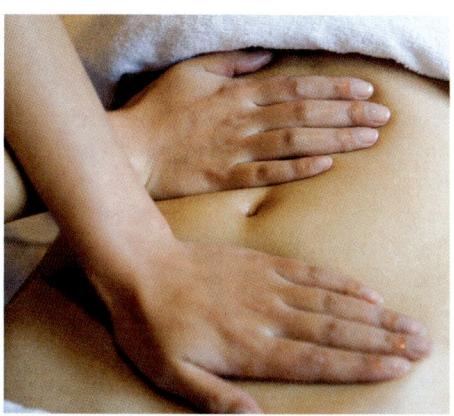

Die häufigsten und bekanntesten Zivilisationskrankheiten wie Arteriosklerose, hoher Cholesterinspiegel, Bluthochdruck, Hautprobleme, Rheuma, Arthrose und Rückenschmerzen können mit einem kranken Verdauungssystem zusammenhängen. Bei der Verstopfung geht es manchmal auch um Ernährungsumstellung, mitunter reicht sogar eine Ernährungs-Pointierung. Die beste Ernährungsregel neben erhöhter Flüssigkeitszufuhr ist das vermehrte Essen von Faserstoffen (Ballaststoffen), die wir besonders in Obst und Gemüse finden. Vielleicht genügt es auch nur, Brot aus dem Speiseplan zu streichen, um zu einer ausgewogeneren, verdauungsfreundlicheren Ernährung zu kommen. Letztlich geht es aber immer um den Aufbau der Darmflora. Dazu gehört auch, dem Körper Bitterstoffe

und ausreichend Wasser zuzuführen und sich zu bewegen. Massagen und Springen etwa am Trampolin können eine Sanierung des Darms gut unterstützen.

Phytotherapie

> Aloe, Wüstenlilie genannt, hat bei Verstopfung positive Effekte, aber Vorsicht bei gleichzeitiger oraler Medikamentengabe!
> Es war wohl Paracelsus, der große Arzt des 16. Jahrhunderts, der Sennesblätter (Senna alexandrina) in Kombination mit Lauch und Wermut erstmals als Abführmittel empfohlen hatte. Sennesblätter sind allerdings nur für einen kurzen Zeitraum anzuraten, da sie den Darm doch mitunter sehr reizen.
> Faulbaum: Meist verwendet man nur die getrocknete Rinde des Faulbaumes (Frangula alnus). Zur kurzzeitigen Behandlung von Verstopfung eignet sich diese sehr gut.
> Flohsamenschalen quellen im Magen und im Darm stark auf und weichen damit den Darminhalt auf. Trinken Sie wenig, sind Flohsamenschalen ein gutes Mittel gegen Durchfall, trinken Sie viel, sind sie ein sehr gutes Mittel gegen Verstopfung! (z. B. Pascomucil® oder Colocom®)
> Brottrunk®: Dieses fermentierte Gärgetränk wird aus biologischem Getreide, Sauerteig und Wasser hergestellt.

› Leinsamen, Hafer- oder Weizenkleie, dem Essen zugegeben, haben bei Verstopfung eine positive Wirkung. Aber Achtung: Leinsamen enthalten Phytoöstrogene! Brustkrebspatientinnen sollten sich vor dem Verzehr von Leinsamen beim Arzt erkundigen, ob er Ihnen zuträglich ist.

Osteopathie kann bei Verstopfung helfen, besonders die manuellen Techniken der Darmmassage im Rahmen einer sogenannten viszeralen Osteopathie zeigen positive Ergebnisse.

Tipps für die Psyche

Bei einigen Organen weiß man nur aus dem anatomischen Atlas, wo sie liegen. Lunge und Herz kann man spüren, die Gallenblase manchmal auch, den Magen sowieso. Bei der Bauchspeicheldrüse tut man sich schon schwer, aber immerhin kann man meist deren Lage angeben. Beim Zwerchfell haben sehr viele bereits Mühe, dessen Lage genauer zu bezeichnen oder gar es zu spüren. Aber gerade das Zwerchfell ist für die Atmung und einen gesunden Stuhlgang sehr wichtig. Eine vertiefte Atmung, eine Anregung des Zwerchfelles über die Zwerchfellatmung ist bei Verstopfung wichtig.

Die Zwerchfellatmung erlernen Sie am einfachsten im Liegen. Winkeln Sie Ihre Beine leicht und bequem ab, legen Sie eine Hand in der Nabelgegend auf Ihren Bauch, die andere auf die Brust. Atmen Sie jetzt so aus, dass sich dabei nur Ihre Brust bewegt, und atmen Sie langsam, aber tief wieder ein. Der Bauch bleibt dabei möglichst ruhig, nur der Brustkorb hebt sich. Atmen Sie einige Male ganz langsam aus und ein. Dann wechseln Sie zur Hand auf dem Nabel und atmen nur mit dem Bauch. Wenn das klappt, nehmen Sie die eine Hand von der Brust weg und legen Sie auf den Unterbauch. Atmen Sie jetzt wieder über den Bauch und beobachten Sie, ob sich auch dieser untere Teil des Bauches mitbewegt. Sollten Sie den Unterbauch auf diese Weise nicht mobilisieren können, versuchen Sie es, wenn Sie aufrecht auf einem Stuhl sitzen. Denken Sie aber bitte daran, dass Sie alle Atemübungen ohne Kraft ausführen sollten. Es nützt absolut nichts, wenn Sie etwas erzwingen wollen.

Pflegerische Maßnahmen

› Colonmassage ist eine Massagetechnik, die im Uhrzeigersinn angewandt wird, aber Achtung bei Tumoren im Verdauungstrakt.

› Fußreflexzonentherapie kann Wunder wirken.

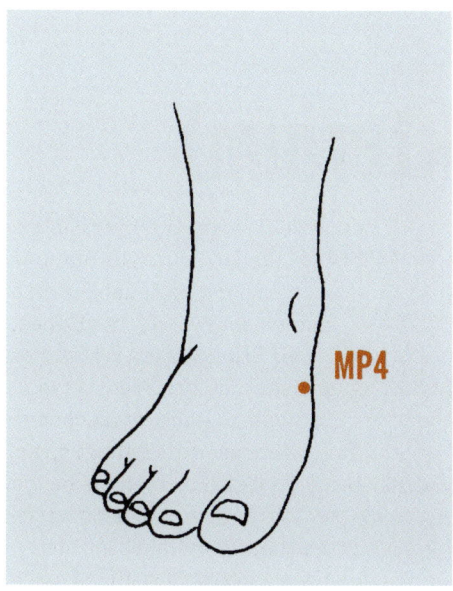

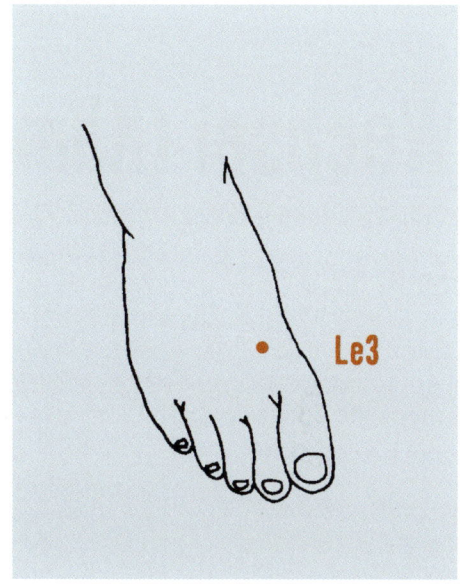

Das kann ich selbst tun

Auch zu Hause können Sie bei Verstopfung einen wesentlichen Beitrag zur Besserung leisten. Erhöhung der Flüssigkeitszufuhr ist genauso wichtig wie Bewegung.

> Ernähren Sie sich mit möglichst vielen Ballaststoffen, essen Sie Obst, Gemüse und Vollkornprodukte, aber keine grobe Rohkost, weil diese während einer Chemotherapie schwer verträglich ist.
> Stress und Hektik sind Gift für eine gesunde Darmtätigkeit. Denken Sie daran, wenn Sie es wieder einmal gar zu eilig haben sollten oder sich zu viel vorgenommen haben.
> Trockene Pflaumen oder Feigen bzw. Weintrauben oder frisches Sauerkraut, besonders vor dem Frühstück genossen, können Wunder wirken.
> Sehr hilfreich kann es auch sein, auf dem Klo drei dicke Bücher unter die Füße zu legen und den Oberkörper auf die Knie vorzubeugen, wodurch Sie eine Art Hockestellung einnehmen. Das war über Jahrtausende die natürliche Stellung bei der Entleerung des Darms.
> Der Duft von Rosenöl bringt eine frische Note in das WC und fördert zudem das bei Verstopfung angestrebte Ziel.
> Als Akupressurpunkte sind zwei zu empfehlen. Le3 befindet sich im Grübchen unmittelbar vor dem Treffpunkt der Knochen der großen und der zweiten Zehe, MP4 liegt am Fuß innen, vom Knöchel zwei Finger breit entfernt, schräg nach vorne unten, dicht unter dem Knochen.

Wechsel (Klimakterium)

Das Klimakterium (gr. klimaktér = „Stufenleiter oder kritische Zeit im Leben") ist die Lebensphase der hormonellen Umstellung rund um die Zeit der Menopause (gr. mén = „Monat" und pausis = „Ende") und der letzten Regelblutungen, die mit der Menarche (gr. mén = „Monat" und archè = „Anfang") begonnen haben. Damit ist die Fruchtbarkeit der Frau beendet, weil die Produktion des in den Eierstöcken gebildeten „weiblichen" Hormons Östrogen in der Zeit des Wechsels drastisch eingeschränkt wird. Das ist der natürliche Verlauf.

Durch eine Bestrahlung des kleinen Beckens oder durch eine Chemotherapie kann die Funktion der Ovarien derart verändert werden, dass die natürliche Produktion von Hormonen gestoppt wird. Wie bei Männern auch, kann es in der Folge einer Chemotherapie zu Hitzewallungen kommen oder zur Austrocknung der Schleimhäute, zu Hitzeschüben, Schweißausbrüchen oder Frösteln.

Naturheilkunde

Aus ärztlicher Sicht gibt es eine Fülle von Möglichkeiten, die Wechseljahrbeschwerden zu lindern, wenn nicht gar zu beheben. Allerdings muss bei Wechselbeschwerden, die zum Beispiel durch eine Chemotherapie mit ausgelöst worden sind, streng darauf geachtet werden, ob die eingesetzten Mittel keine Wechselwirkungen mit dem Behandlungsmedikament eingehen. Dies kann selbst Nahrungsmittel wie Grapefruitsaft oder Soja betreffen oder Hausmittel wie Johanniskraut oder Mönchspfeffer. Phytoöstrogene, Isoflavone, sekundäre Pflanzenstoffe können unerwünschte Wechselwirkungen auslösen. Besonders heikel ist die Einnahme bei einem Brusttumor, der auf Hormone empfindlich reagiert. Ob auch pflanzliche Östrogene tatsächlich ein Wachstum von Tumorzellen begünstigen können, ist zwar mehr als fraglich, aber es gilt: Vorsicht ist hier unbedingt angebracht!

> Die Erfahrungen mit Akupunktur auf der Abteilung der Meraner Komplementärmedizin in Bezug auf Hitzewallungen und Schweißausbrüche sind als äußerst positiv zu bewerten. Aus diesem Grund ist die Akupunktur hier bei derlei Problemen das Mittel der ersten Wahl. Akupunktur zeigt in allen Stadien der Wechseljahre eine gute Wirkung.[66]
> Bewegung eigentlich in jeder Form, Dauer und Intensität tut gut. Wichtig ist nur, dass Sie sich nicht überanstrengen, denn es soll alles mit möglichst viel Freude ausgeführt werden.[67]

> Bei Phytoöstrogenen gilt ganz allgemein, dass man sie zur Menopause sehr gut einsetzen kann, allerdings absolut nicht bei Krebs, der mit Antihormonen behandelt werden muss. Einige anerkannt gute Mittel seien hier aufgezählt. Es gilt – wie immer – von ärztlicher Seite zu klären, was im Einzelfall davon unbedingt auszuschließen ist.

>> Die Traubensilberkerze (Cimicifuga) zeigt bei bestimmten Menschen bessere Resultate als andere gängige Mittel. Deshalb wird ihr manchmal der Vorzug gegeben. Sie kann allerdings die Wirkung von blutdrucksenkenden Präparaten beeinflussen![68]

>> Remifemin plus® enthält Cimicifuga (Traubensilberkerze) und Hypericum (Johanniskraut) und zeigt bei vielen Frauen mit Wechselbeschwerden positive Ergebnisse, aber Achtung: Johanniskraut passt nicht immer zur Chemotherapie!

>> Granatapfel (Punica granatum – Delima®) ist manchmal das Mittel der Wahl.

>> Rotklee (Trifolium pratense – Menoflavon®) zeigt gute Resultate, aber Vorsicht bei Chemotherapie.[69]

>> Sojaprodukte wie Estromineral plus® wirken ganz ausgezeichnet, sind aber bei hormonempfindlichen Tumoren nicht immer erwünscht.

>> Mönchspfeffer (Agnus castus), auch Keuchschlamm genannt, wurde früher bei Mönchen eingesetzt, um deren sexuelle Lust durch weibliche Hormone zu dämpfen. Das wird zwar nicht immer gewirkt haben, Mönchspfeffer zeigt aber bei Wechseljahrbeschwerden gute Resultate. Im Zusammenhang mit Brustkrebszellen, die durch Hormone im Wachstum gefördert werden, sollte man aber lieber Abstand davon nehmen.

> Bei beginnender Osteoporose sind Knochendichtemessungen ein absolutes Muss und es muss abgeklärt werden, ob Bewegung, Gabe von Vitamin D und Kalzium bzw. viel Sonne ausreichend sind oder ob Bisphosphonate, spezielle knochenaufbauende Wirkstoffe, eingesetzt werden müssen. Diese Mittel gewinnen immer mehr an Bedeutung und gehören auch bei der Vorsorge von Knochenmetastasen zu den wichtigsten Waffen der Medizin.

> Es gibt wissenschaftliche Studien, die darauf hinweisen, dass die Gabe von Melatonin, einem Hormon, das in der Zirbeldrüse produziert wird und für den Tag-Nacht-Rhythmus verantwortlich ist, die Beschwerden im Klimakterium gut beeinflussen kann.[70]

> Bei Schweißausbrüchen können Salbeikapseln gegeben werden (z. B. Nosweat®).

> Sauna- und Schneesaunabesuch tun gut, man sollte aber frühestens sechs Wochen nach der Operation und erst vier bis sechs Wochen nach der Strahlentherapie damit beginnen.

Tipps für die Psyche

Frauen sind viel mehr in der Zeitlichkeit verankert als Männer. Ihre Fruchtbarkeit beginnt mit der Menarche und endet mit der Menopause. In der Zeit dazwischen werden sie monatlich daran erinnert, dass sie eigentlich hätten schwanger werden können. Eine Frau verbringt im Durchschnitt mehr als sechs ganze Jahre in diesem Zustand des sogenannten Unwohlseins.

Das endgültige Ausbleiben der Regel ist nicht nur eine gravierende hormonelle Umstellung, auch im mental-psychologischen Bereich muss eine Frau mit der Veränderung fertig werden. Gezeigt zu bekommen, dass sie keine Kinder mehr bekommen kann und somit eine natürliche Grundfunktion verliert – unabhängig davon, ob sie noch Kinder möchte oder nicht –, ist keine leicht zu verkraftende Erfahrung.

Um diesen Wechsel nicht als Verlust, sondern als Wandel empfinden und erleben zu können, ist es wichtig, achtsam zu werden, oder anders ausgedrückt, die eigene Aufmerksamkeit auf das neu erworbene Ganze und somit die Zukunft zu richten.

Im Buddhismus etwa gibt es vier Acht(8)samkeiten:
> 1. jene auf den Körper,
> 2. jene auf die eigenen Gefühle (gute, nicht gute und neutrale Gefühle),
> 3. jene auf den momentanen Zustand des Denkens (bin ich konzentriert, abgelenkt oder verwirrt?) und
> 4. jene auf alle inneren und äußeren Dinge, die im Moment geschehen und wahrgenommen werden.

Praktisch angewandt kann das dann vielleicht so aussehen, dass ich meinen Körper – auch im Spiegel – gründlich betrachte, mir darüber klar werde, welche Gefühle ich dabei habe, ohne diese verändern zu wollen, mir die Frage beantworte, ob ich imstande bin, konzentriert, das heißt bei der Sache zu sein, und schließlich alle Eindrücke sammle, die ich habe.

Damit bin ich vollkommen im Jetzt und aktiver Teil meines Wandels und Wandelns.

Pflegerische Maßnahmen

> Besonders bei Hitzewallungen ist Salbeiextrakt oder Salbeitee zu empfehlen, weil Salbei keine Phytoöstrogene enthält.
> Kamillenbad: 10–20 ml von in der Apotheke erhältlicher Kamillenlösung in 1 Liter kochendes Wasser geben, umrühren und eine Viertelstunde ziehen lassen, dann dem Badewasser zufügen.
> Kneipp'sche Wechselbäder können sehr lindernd wirken und für eine bestimmte Zeit die Wallungen vergessen lassen. Manchmal reichen auch Waschungen mit Waschlappen und kaltem Wasser.

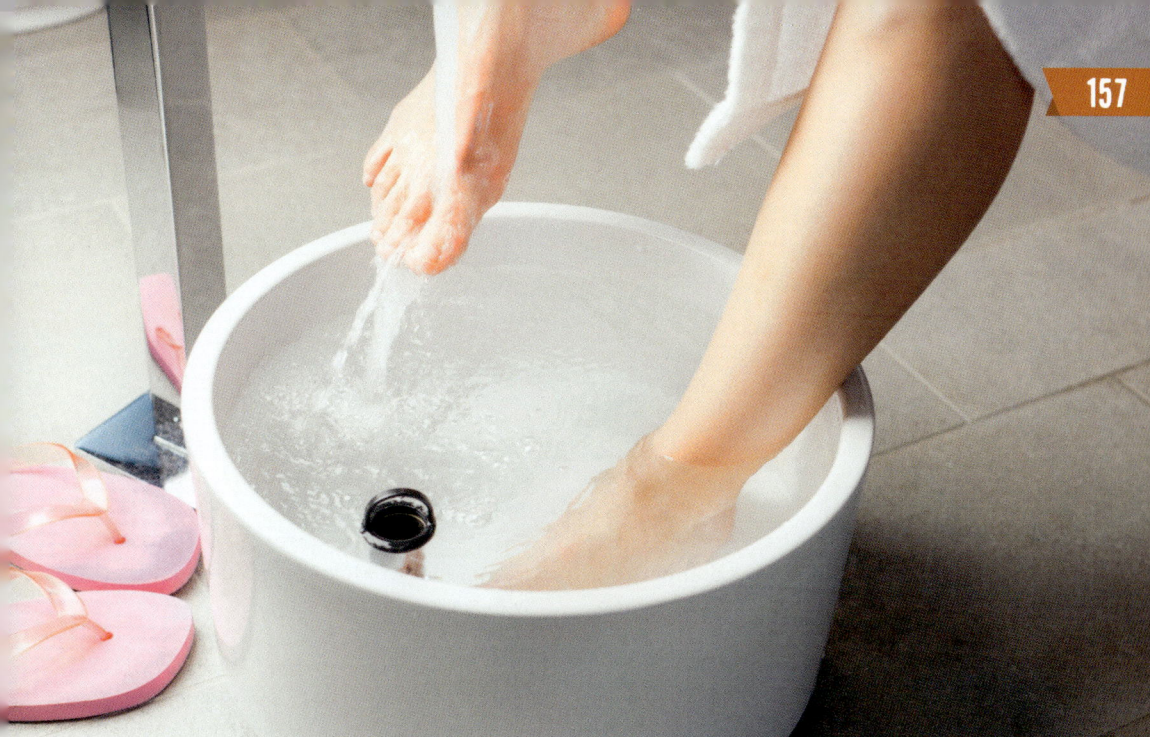

Das kann ich selbst tun

› Bewegung ist in den Wechseljahren sicher die beste Wahl zur Linderung der Beschwerden. Bewegen Sie sich mäßig, aber regelmäßig.

› Hydrotherapie nach Pfarrer Kneipp und Wechselgüsse: Beginnen Sie mit warmem Wasser bei der kleinen Zehe des rechten Beins, ziehen Sie den Strahl langsam bis zur Kniekehle hinauf, lassen Sie den Strahl in der Kniekehle einige Male kreisen und führen Sie ihn dann an der Innenseite des Fußes bis hin zur großen Zehe. Dasselbe machen Sie mit dem linken Bein. Wenn ein Gefühl der Erwärmung eintritt, wechseln Sie zu den Fußsohlen und bewegen den warmen Wasserstrahl einige Male auf und ab. Schließlich machen Sie das Gleiche, wenn auch ein bisschen schneller, mit kaltem Wasser. Wiederholen Sie diese Prozedur dreimal.[71] Es ist aber in jedem Fall angebracht, die Anwendung dieser Wechselgüsse im Vorfeld mit Ihrem Arzt zu besprechen.

› Entspannungstechniken, die mit Bewegung kombiniert sind, wie Yoga oder Qigong, sind sehr empfehlenswert.

› Sanfte Partnerbürstung mit Massagehandschuh oder Bürsten mit Naturborsten tun der Haut gut und sind obendrein auch noch wohltuend für die Seele.

› Kleider aus natürlichen Stoffen wie Leinen, Seide oder Baumwolle vermitteln ein Gefühl der Kühlung der Haut.

› Geruchsentwicklung durch Schweiß, zum Beispiel unter den Achseln, können Sie durch Alaun (Alumen) gut in den Griff bekommen. Bereits Plinius berichtete, dass Ägypter und Römer Alaun als Deodorant benutzten.

› Im Klimakterium wird der Duft der Nachtkerze als besonders wohltuend empfunden.

Fallbeispiele

Fallbeispiele sind Beispiele und somit ist ihre Vergleichbarkeit mit den eigenen Beschwerden limitiert. Fallbeispiele dienen der Orientierung, nicht mehr, aber auch nicht weniger. Das zentrale Moment ist die Fragestellung der Komplementärmedizin: Wie kann diesem Patienten in seiner Einzigartigkeit und Besonderheit mit all seinen Problemen und eventuellen Nebenwirkungen am besten geholfen werden?

Fatigue

Frau RG – 65 Jahre – Mutter von drei Kindern – Erstdiagnose Brustkrebs vor 15 Jahren

Bei Kontrolle nach OP vor 15 Jahren wurden Metastasen im Knochenbereich beim Becken und in der Leber diagnostiziert.

Die Patientin hat Strahlentherapie und Chemotherapie bekommen, konnte die Chemotherapie allerdings nicht zu Ende führen, weil starke Nebenwirkungen auftraten. Zunächst bekam sie heftigsten Durchfall, ein starkes Hand-Fuß-Syndrom und neben einer Polyneuropathie auch noch wildeste Schleimhautentzündungen im Mund. Während der Chemotherapie war ihr übel und sie sah sich außerstande, die Therapie fortzusetzen. Von einer Freundin wurde sie auf die Komplementärmedizin am Krankenhaus Meran aufmerksam gemacht.

Als ganzheitlicher Ansatz wurden eine Ernährungsberatung und regelmäßige Spaziergänge von mindestens einer Stunde pro Tag empfohlen, außerdem Selen und Carnitin als Infusionslösung verabreicht. Neben einer Enzymtherapie wurden auch Mistelpräparate gegen die Abwehrschwäche und zur Verbesserung der Lebensqualität eingesetzt.

Der Zustand der Patientin verbesserte sich zunehmend, die Chemotherapie konnte erfolgreich wiederaufgenommen und auch zu Ende geführt werden. Die Verträglichkeit war deutlich verbessert.

Die Befunde normalisierten sich allesamt und Frau RG war jahrelang nahezu beschwerdefrei. Da sie sehr rührig war, hat sie sich über alle Möglichkeiten der Behandlung immer wieder informiert, bekam zwischenzeitlich aber immer wieder Probleme mit Appetitlosigkeit und einer chronischen Müdigkeit. Aufgrund der anhaltenden Appetitlosigkeit wurde bilanziert, d. h. nach Ergebnis der speziellen Blutprobe Vitamine und Spurenelemente verabreicht, gegen die Appetitlosigkeit Blütenpollen und Leinöl mit viel Omega-3 gegen den Gewichtsverlust, zusätzlich wurde Akupunktur eingesetzt. Auch diese Nebenwirkungen konnten behoben werden.

Fatigue

Herr PA – 16 Jahre – Hodenkrebs / 2013

Nach der OP erhielt der sehr junge Patient eine Kombination aus Antihormontherapie und Chemotherapie. Für einen jungen, in großen Schüben heranwachsenden Menschen, am Übergang zum Sexualleben, ist die Nachricht Hodenkrebs ganz besonders erdrückend. Dieser junge Mann aber hat seinen Humor nicht verloren und ist guter Dinge und eigentlich voller Tatendrang. Was ihm zu schaffen macht, ist seine zermürbende Müdigkeit, die jede Initiative und Aktivität im Keim erstickt.

Komplementärmedizinisch wird ihm zu viel Bewegung geraten – allerdings ohne diese zu übertreiben! Mit einer

Misteltherapie wurde begonnen. Carnitin, Braune Hirse und Akupunktur sollen ihn aus dem Tätigkeitstief wieder herausholen.

Müdigkeit

Herr SH – 47 Jahre – Hautkrebs – Melanom / 2012

Der Patient erhielt nach der Operation Strahlentherapie und eine Immuntherapie mit Interferon. Die ständige Müdigkeit machte Herrn SH sehr zu schaffen. Bereits gegen sechs Uhr am Abend wollte er ins Bett gehen und hatte keinerlei Interesse am gesellschaftlichen Leben mehr, selbst die Abendnachrichten und seine geliebten Kriminalfilme wollte er nicht mehr sehen.

Komplementärmedizinisch wurde der Patient akupunktiert, er erhielt Selen, Enzyme, asiatische Heilpilze und Rosenholzwurzel.

Es kam zu einer deutlichen Verbesserung der Symptome innerhalb der ersten Wochen, und derzeit ist der Patient beschwerdefrei.

Extreme Schwäche

Herr TN – 50 Jahre – Dickdarmkrebs – Colorektalkarzinom / 2010 bei vorsorglicher Routinedarmspiegelung entdeckt

Herrn TN wurde operativ ein Polyp entfernt und es wurden Metastasen in Leber und Lunge entdeckt. Diese wurden dann in Tübingen chirurgisch entfernt und mit Hilfe einer kombinierten Chemotherapie und Antihormontherapie behandelt.

Die markanteste Nebenwirkung beim Patienten war die extreme Schwäche nach der Operation bzw. während und nach der Chemotherapie. Er fühlte diese gleich nach der Operation, was für ihn als tatkräftigen und aktiven Menschen zusätzlich besorgniserregend war. Bereits durch die Mistelbehandlung gleich im Anschluss an die Chemotherapie hat sich sein Zustand deutlich verbessert. Omega-3-Kapseln und Blütenpollen stellten den Appetit wieder her. Mittels Infusion wurde neben Selen und Carnitin auch noch das reduzierte Glutathion verabreicht. Der Zustand des Patienten ist bis heute stabil. Radfahren und Wandern gehören neben einer ballaststoffreichen Ernährung zum neuen Lebensgefühl mit verbessertem Körperbewusstsein.

Durch die begleitenden komplementärmedizinischen Maßnahmen mit Selen, Enzymen, Ernährungsumstellung, Psychoonkologie und angemessener sportlicher Betätigung, bilanzierten Vitaminen, Sanierung der Darmflora und Gabe von Rosenholzwurzel wegen der auftretenden Ängste konnten die Nebenwirkungen auf ein Minimum gesenkt werden.

Schwäche

Frau SG – 45 Jahre – Eierstockkrebs – Ovarialkarzinom / 2013

Bei der Patientin wurde Eierstockkrebs mit Lymphmetastasen diagnostiziert. Frau SG ist eine eher schmächtige Person, die durch ihre Vitalität und Sprachgewandtheit auffällt. Sie erzählt viel aus ihrem Leben, macht aber während des Erzählens einen eher unruhigen bis gestressten Eindruck.

Nach der Operation ist sie sehr geschwächt, weil der Eingriff auch die Entfernung des Bauchnetzes und vieler Lymphbahnen erfordert hat. Die Patientin erhält asiatische Heilpilze und

Enzyme. Eine Darmsanierung wird gestartet, dies auch im Hinblick auf die starke Verstopfung, unter der SG nach dem operativen Eingriff zu leiden hat.

Mit geschroteten Flohsamenschalen konnte die Obstipation perfekt in den Griff bekommen werden, was die Lebensqualität der Patientin enorm steigerte.

Die Schmerzen im Bauchraum wurden mit regionaler Hyperthermie, also mit Tiefenwärme behandelt. Gegenwärtig geht es der Patientin sehr gut, sie erhält eine Chemotherapie, die auf Wunsch der Patientin selbst und der Onkologen des Krankenhauses komplementärmedizinisch begleitet wird.

Schmerzen und Schwäche

Herr OO – 70 Jahre – Lungenkrebs/2013
Bei diesem Patienten wurde ein nicht operabler Lungenkrebs diagnostiziert und mit Strahlentherapie behandelt. Derzeit macht der Patient seit ungefähr einem Jahr einmal wöchentlich eine Chemotherapie.

OO sieht man sein Alter eigentlich gar nicht an. Er wirkt, bedingt durch die Anstrengungen der Therapie, zwar geschwächt, ist im Übrigen aber hellwach und nimmt rege am täglichen Geschehen teil.

Markantestes Merkmal sind bei ihm eine Schwäche und vor allem Schmerzen im Brustkorbbereich. Zusätzlich bereitet ihm sehr viel Schleim aus der Lunge große Probleme, weil dieser ein Liegen und Schlafen fast unmöglich macht.

Komplementärmedizinisch erhielt der Patient Enzyme, Selen und zum Schleimlösen Gelomyrtol® sowie kalt angesetzten Eibischwurzeltee und dazu noch Emser-Salz zum Lutschen. Akupunktur und Papi-

mi®-Stoßwellentherapie zur Behandlung der Schmerzen im Brustkorb werden ergänzend eingesetzt. Sowohl die Schleimproduktion als auch die Schmerzen haben sich innerhalb von drei Wochen wesentlich gebessert. Die Lebensqualität ist enorm gestiegen, der Patient kann wieder normal schlafen und geht viel und gerne an die frische Luft. Die Spaziergänge mit seiner Frau genießt OO am meisten. Derzeit sind auch seine klinischen Befunde äußerst erfreulich und stabil. Die Chemotherapie wird komplementärmedizinisch mit Infusionen begleitet. Die nach der Strahlentherapie aufgetretene Verbrennung konnte mit Ringelblumensalbe und Aloe vera gut behandelt werden.

Aphthen im Mund

Frau IN – 41 Jahre – Brustkrebs/2012
Seit über einem Jahr hat die Patientin starke, immer wiederkehrende schmerzhafte Aphthen im Mund. Dies war für sie nicht nur beim Essen und Trinken überaus störend, die Unannehmlichkeit machte sich auch bereits beim Sprechen bemerkbar.

Mittels einer biovis®-Blutanalyse wurde sehr großer Zinkmangel festgestellt. IN erhielt Infusionen mit Vitaminen und Zink und spülte den Mund-Rachen-Raum mit einigen Tropfen Teebaumöl (Melaleuca alternifolia). Seit nunmehr längerer Zeit ist die Patientin frei von Rezidiven.

Durchfall

Herr BF – 60 Jahre – Gallengangkrebs – Klatskin-Tumor/2011
Der Patient erhielt nach der Operation Chemotherapie. Während dieser litt BF an extremem

Durchfall, später dann an Verstopfung. Für den Patienten waren beide Nebenwirkungen kaum auszuhalten, besonders auch deshalb, weil BF beruflich viele Treffen und Sitzungen absolvieren muss. Das ständige Aufstehen und Entschuldigungen-suchen-Müssen war für ihn sehr peinlich.

Komplementärmedizinisch konnte der Patient mit Flohsamenschalen bestens behandelt werden. Seine extrem schlechten Leberblutwerte wurden mit einem Mariendistelpräparat behandelt und haben sich normalisiert. Zusätzliche Bitterstoffe in Form von Tee wurden ihm empfohlen.

Als Infusion erhielt BF Selen, einen immunstimulierenden Alpha-Faktor, reduziertes Glutathion, Carnitin und bilanzierte Vitamine verabreicht. Innerhalb von drei Wochen verbesserte sich sein Zustand auffallend. Die zwischenzeitlich ausgesetzte Chemotherapie konnte wieder durchgeführt werden. Diese zeigte neue Nebenwirkungen. Beim Patienten traten Nervenschädigungen auf, die mit Akupunktur, Alpha-Liponsäure, Benfotiamin, einer Vitamin-B_1-Vorstufe und Papimi®-Stoßwellentherapie behandelt wurden. Der Zustand des Patienten hat sich in kurzer Zeit gebessert und er konnte die Chemotherapie zwei Jahre lang ohne größere Nebenwirkungen durchziehen.

Schleimhautentzündungen und Schluckbeschwerden

Frau GT – 62 Jahre – Speiseröhrenkrebs/2011
Die Patientin erhielt nach der OP Strahlentherapie und Chemotherapie. Während dieser traten starke Schleimhautentzündungen im Mund auf, die ein Schlucken und Essen so gut wie unmöglich machten.

Ernährungsmedizinisch wurde auf Flüssignahrung und Nutridrinks umgestellt. Die Patientin litt auch psychisch sehr darunter, weil sie sich nicht mehr als vollwertigen und selbständigen Menschen einstufte und wahrnahm.

Komplementärmedizinisch erhielt die Patientin Selen über Infusionen. Um die Mundschleimhautentzündung zu lindern, lutschte Frau GT gefrorene Ananasstücke und nahm Propolis. Zudem spülte sie den Mund-Rachen-Raum mit Salbei-, Ringelblumen- und Eberraute-Tee (Artemisia abrotanum). Ihre Ernährung wurde umgestellt. Die beste Wirkung wurde aber mit Waldhonig erzielt. Die Symptome besserten sich zunehmend und schon bald konnte die Patientin wieder auf eine normale Ernährungsform umsteigen. Gegen den Gewichtsverlust bekam Frau GT hochdosierte Omega-3-Fettsäuren, Fischölkapseln, Leinöl und Avocado-Püree. Die Patientin hat sich stabilisiert und konnte die Chemotherapie nahezu nebenwirkungsfrei durchführen.

Unruhe, Schweißausbrüche und Hitzewallungen

Frau AN – 51 Jahre – Brustkrebs/2013
Nach der Operation wurde die Patientin während ihrer Chemotherapie komplementärmedizinisch begleitet und erhält zurzeit Hormonblocker. Diese lösen bei der Patientin Unruhe, Schweißausbrüche und Hitzewallungen aus. Da Frau AN eine eher besorgte und ängstliche Person ist, mussten diese Nebenwirkungen ganz besonders ernst genommen werden.

Die Patientin wurde gemäß dem Meraner Protokoll mit Akupunktur für einen

Monat mit zwei wöchentlichen Sitzungen behandelt und die Beschwerden haben sich deutlich gebessert.

Schlafstörungen, Hitze und Schweißausbrüche

Herr UH – 68 Jahre – Prostatakrebs/2005
Derzeit erhält der Patient eine Antihormontherapie. Hitzegefühle und Schweißausbrüche sind als Nebenwirkung für männliche Patienten schwerer zu ertragen und zu akzeptieren als für Frauen, weil man fälschlicherweise davon ausgeht, dass dies weibliche Symptome wären. Herrn UH, der trotz seines fortgeschrittenen Alters sehr rührig und tätig ist, haben aber die Schlafstörungen psychisch wie physisch mehr zugesetzt als die Wallungen.

Komplementärmedizinisch erhielt der Patient Enzyme und wurde zudem mit Akupunktur behandelt. UH ist jetzt völlig beschwerdefrei.

Extremes Völlegefühl, massives Erbrechen und Schmerzen nach dem Essen

Herr MP – 53 Jahre – Magenkrebs/2011
Der Patient leidet unter massivem Erbrechen. Das beunruhigt ihn auch insofern sehr, als er sich absolut nicht erklären kann, dass er nicht mit dem eigenen Willen imstande ist, das Erbrechen zu stoppen. Er fühlt sich „willensbehindert". Der Charakter von Herrn MP ist als akkurat und pflichtbewusst, als sehr rational im Denken einzustufen und somit wiegt dieses „Unvermögen" bei ihm natürlich doppelt.

Komplementärmedizinisch wurde der Patient behandelt mit regionaler Tiefenhyperthermie Hy-deep-600WM®, mit Akupunktur, mit Mistelextrakten und Enzymen. In Eigenregie hat Herr MP auch noch Zeolith, ein Siliciummineral vulkanischen Ursprungs, eingenommen. Der Zustand des Patienten verbesserte sich unmittelbar nach Anwendung der Hyperthermie. Völlegefühl und Schmerzen waren nach nur zwei Wochen mit sechs Behandlungen völlig verschwunden. Gegen das Erbrechen wurden Akupunktur eingesetzt und Ingwer empfohlen. Nach nicht einmal einem Monat war der Patient seinen Brechreiz wieder vollkommen los.

Schmerzen im Bereich OP-Narbe mit Ausstrahlung ins Bein und chronische Verstopfung

Herr PM – 38 Jahre – Nierenzellkarzinom/2011
Der relativ junge Patient hatte Schmerzen im OP-Bereich, die bis ins Bein ausstrahlten. Dazu gesellte sich noch eine hartnäckige Verstopfung. Besonders die Schmerzen brachten den jungen Mann fast bis an den Rand der Verzweiflung.

Komplementärmedizinisch wurde die Verstopfung mit Gabe von Flohsamen und Aloe-vera-Saft angegangen. Die Schmerzen sprachen – zur großen Freude von Herrn PM – sehr gut auf Akupunktur und Osteopathie an.

Schmerzen an der OP-Narbe

Herr AT – 80 Jahre – Leberkrebs/2013
Der Patient wurde operiert, erhielt aber keine Chemotherapie. Nach der OP hatte Herr AT

allerdings extreme Schmerzen im Bereich der Operationsnarbe. Für einen älteren Menschen, dessen Beweglichkeit meist ohnehin eingeschränkt ist, sind Schmerzen in besonderem Maße behindernd und nicht förderlich für eine Genesung, weil dadurch bedingt natürlich auch die Bewegung minimiert ist.

Komplementärmedizinisch wurden zur Unterstützung der Verdauung Bitterstoffe und Curcuma empfohlen. Zudem erhielt der Patient 140 mg Mariendistel einmal täglich, damit sich die Leberwerte erholen. Mittels biovis®-Blutanalyse wurde ein sehr geringer Selen-Wert festgestellt und dann durch entsprechende Infusionen wieder ausgeglichen. Über Akupunktur, die lokale Hyperthermie Hy-deep-600WM® und die Papimi®-Stoßwellentherapie wurden die Schmerzen behandelt. Nach nur fünf Sitzungen war der Patient praktisch schmerzfrei.

Rezidivierende Harnblasen- und Harnwegsinfekte

Herr RT – 75 Jahre – Blasenkrebs/2011
Der Patient leidet immer wieder an Harnblasen- und schmerzhaftem Harnwegsinfekt. Die ständige Einnahme von Antibiotika hat Herrn RT stark geschwächt. Er hat in seinem Alter nicht mehr daran geglaubt, sich wieder richtig von der Krankheit zu erholen und wieder seiner liebsten Beschäftigung, der Jagd frönen zu können.

Die komplementärmedizinische Gabe von Cranberry (Kranbeere – Vaccinium macrocarpon) und Bärentraube (Arctostaphylos uvaursi) führt zu einer Ansäuerung des pH-Wertes in der Blase und bildet einen guten Schutz vor Infektionen mit Bakterien; zusätzliche Gabe von Uro-Vaxom®, einem biologischen

Arzneimittel zur Stimulation des Immunsystems bei Harnwegsinfekten, eingesetzt als Langzeitprophylaxe. Die Schwäche des Patienten wurde mit Infusionen behandelt, in die neben Selen und Carnitin auch noch das reduzierte Glutathion gegeben wurde.

Wunsch: Komplementär-medizinische Begleittherapie

Frau VA – 44 Jahre – Weichteil-Sarkom/2012
Die Patientin erhielt neben der Chemotherapie auch eine Strahlentherapie und hatte so gut wie keine Nebenwirkungen, wollte sich aber aus eigenen Stücken auch zusätzlich komplementärmedizinisch behandeln lassen. Dies nicht so sehr, um sich noch mehr abzusichern, sondern weil sie von den Erfolgen der Komplementärmedizin gehört hatte.

Komplementärmedizinisch erhielt Frau VA dann Enzyme, Selen, Mistelpräparate, bilanzierte Vitamine und Spurenelemente sowie das wichtigste komplementärmedizinische Instrument bei einem Sarkom, nämlich die begleitende regionale Hyperthermie Hy-deep-600WM®. Derzeit ist die Patientin stabil.

Schwindelanfälle, Sensibilitätsaus-fälle und depressive Verstimmung

Herr HW – 54 Jahre – Gehirntumor/2011
Der Patient wurde nach der Operation am Kopf bestrahlt. Schwindelanfälle und Sensibilitätsausfälle haben den an und für sich psychisch stabilen Patienten in eine extreme seelische Schräglage gebracht. Die immer wiederkehrenden depressiven Verstimmungen haben Herrn HW derart mitgenommen, dass er diesbezüglich fast mehr Sorge hatte als wegen des Hirntumors.

Komplementärmedizinisch erhielt der Patient Selen, Enzym und Weihrauchextrakte, dazu Curcuma-Präparate und Rosenholzwurzel in Kombination mit schulmedizinischen Antidepressiva. Dieser zweigleisige Ansatz scheint dem Patienten sehr gutgetan zu haben, denn sein Zustand besserte sich von Woche zu Woche, und heute ist er beschwerdefrei.

Therapieverweigerung

Frau GF – 35 Jahre – Brustkrebs – Erstdiagnose vor 2½ Jahren

Bei dieser Patientin wurde vor zweieinhalb Jahren bei der Mammografie die Diagnose Brustkrebs gestellt. Sie verweigert jede schulmedizinische Therapie und hat sich ausschließlich von einem Homöopathen von außerhalb behandeln lassen. Derzeit ist sie stationär und hat eine massive Metastasierung in Knochen, Leber, Lunge und Bauchraum.

Dieses Beispiel einer jungen Frau, die ihren Weg gewählt hat, kann uns einige Aufschlüsse geben. Die Patientin, die ein kleines Kind hat, geht trotz intensiver Empfehlung ihren eigenen Weg, und dies, obwohl sie über Gefahren und die möglichen Folgen aufgeklärt worden ist. Die Patientin ist davon überzeugt, dass die Metastasen zum heilenden Auswachsen des Tumors gehören.

Für uns schulmedizinisch ausgebildete Ärzte ist es nicht leicht nachzuvollziehen, was diese Frau zu dieser Entscheidung bewogen hat. Und doch sind Entscheidungen, sofern diese nicht anderen Menschen schaden, zu akzeptieren und zu respektieren. Da steckt man mitten in der Frage, wo die Freiheit des Einzelnen aufhört. Es spielt die Verantwortung des behandeln-

den Homöopathen herein, der vielleicht der Patientin nur eine Begleitung und keine Behandlung angeboten hat?

Eines ist auf jeden Fall zu bedenken: Obwohl die Wahrscheinlichkeit, mit standardisierter Behandlung, also mit OP, Chemotherapie, Strahlentherapie, Antihormontherapie oder moderner zielgerichteter Krebstherapie größer ist, gesund zu werden bzw. länger und besser zu leben, kann dafür doch niemand eine Garantie abgeben.

Die Patientin sagt, dass sie von Menschen wisse, die die OP nicht überlebt hätten, sie kenne Menschen, die unter der Chemotherapie extreme Komplikationen gehabt hätten und daran verstorben seien, und sie habe Fälle gefunden, bei welchen Menschen mit derselben Krankheit unter dem Einfluss der zielgerichteten Krebstherapie durch Infekte und deren Komplikationen verstorben seien. Es gibt tatsächlich keine Garantie! Und an der Statistik kann sich der Einzelne auch nur orientieren. Bei Angabe von 80 Prozent Heilungschancen zählen sich viele Patienten sofort zur Gruppe der 20 Prozent der nicht Geheilten.

Grundsätzlich können wir anhand dieser Erfahrung unseren Ansatz erklären: Das Wesentliche ist das Miteinander! Gemeinsam sich dafür einzusetzen, dass man aus der Krankheit herauskommt, als ganzer Mensch. Gemeinsam heißt mit dem Patienten und nicht für ihn, das ist das Motto des Meraner Modells.

Und trotz allem: Die Meinung und Entscheidung des Einzelnen ist das, was wir im Endeffekt nach Aufklärung in jedem Fall respektieren – mit der Bereitschaft, den Menschen, wenn er es wünscht, mit seinen Beschwerden zu begleiten.

[1] Schlebusch KP, Maric-Öhler W, Popp FA: Biophotonics in the Infrared Spectral Range Reveal Acupuncture Meridian Structure of the Body. J Altern Complement Med. 2005 Feb; (11)1: 171–173

[2] GERAC german acupuncture trials. http://www.gerac.de/de_ergebnisse.htm

[3] Kite SM et al.: Devolpment of an aromatherapy at a cancer centre. Palliat Med. 1998; 12: 171–180

[4] Kirshbaum MN: A review of the benefits of whole body exercise during and after treatment for breast cancer. Journal of Clinical Nursing. 2006; 16: 104–121

[5] Overgaard J et al.: Randomised trial of hyperthermia as adjuvant to radiotherapy for recurrent or metastatic malignant melanoma. Lancet. 1995; 345: 540–43

[6] Kienle GS, Kiene H: Review Article: Influence of Viscum album L (European mistletoe) extracts on quality of life in cancer patients: a systematic review of controlled clinical studies. Integr Cancer Ther. 2010 Jun; 9(2): 142–57

[7] Faller H: Effektivität psychoonkologischer Behandlung. 2009; Forum 24: 39–42

[8] Jain S, Mills PJ: Biofield therapies: helpful or full of hype? A best evidence synthesis. Int J Behav Med. 2010; 17(1): 1–16

[9] Beuth J et al.: Impact of complementary oral enzyme application on the postoperative treatment results of breast cancer patients. Cancer Chemotherapy and Pharmacology. 2001; 47(7): 45–54

[10] Cohen L et al.: Psychological adjustment and sleep quality in a randomized trial of the effects of a Tibetan yoga intervention in patients with lymphoma. Cancer. 2004; 100(10): 2253–2260

[11] Yeh ML et al.: The influences of Chan-Chuang qi-gong therapy on complete blood cell counts in breast cancer patients treated with chemotherapy. Cancer Nurs. 2006; 29(2): 149–155

[12] Chung DJ et al.: Black cohosh and St. John's wort (GYNO-Plus) for climacteric symptoms. Yonsei Med J. 2007; 48: 289–294

[13] Öktem M et al.: Black cohosh and fluoxetine in the treatment of postmenopausal symptoms: a prospective, randomized trial. Advances in therapy. 2007; 24(2): 448–461

[14] Barton DL et al.: Pilot study of Panax quinquefolius (American ginseng) to improve cancer-related fatigue: a randomized, double-blind, dose- finding evaluation: NCCTG trial N03CA. Support Care Cancer. 2010; 18: 179–187 (Epub 2009 May 6)

[15] Cruciani RA et al.: L-Carnitine Supplementation for the Treatment of Fatigue and Depressed Mood in Cancer Patients with Carnitine Deficiency: A Preliminary Analysis. Annals of the New York Academy of Sciences. 2004 Nov; 1033: 168–76

[16] Mücke R et al.: Komplementärer Seleneinsatz in der Onkologie. Der Onkologe. 2010; 16: 181–186

[17] Graziano F et al.: Potential role of levocarnitine supplementation for the treatment of chemotherapy-induced fatigue in non-anaemic cancer patients. British Journal of Cancer. 2002 Jun 17; 86(12): 1854–1857

[18] Zeng Y, Luo T, Finnegan-John J, Cheng AS: Meta-analysis of randomized controlled trials of acupuncture for cancer-related fatigue. Integr Cancer Ther. 2013 Nov 25; 13(3): 193–200

[19] Molassiotis A et al.: Acupuncture for cancer-related fatigue in patients with breast cancer: a pragmatic randomized controlled trial. J Clin Oncol. 2012; 30(36): 4470–4476

[20] Posadzki P et al.: Acupuncture for cancer-related fatigue: a systematic review of randomized clinical trials. Support Care Cancer. 2013; 21(7): 2067–2073

[21] Biggs ML et al.: Ginkgo biloba and risk of cancer: secondary analysis of the Ginkgo Evaluation of Memory (GEM) Study. Pharmac oepidemiol Drug Saf. 2010; 19(7): 694–98

[22] Zick SM et al.: Phase II trial of encapsulated ginger as a treatment for chemotherapy-induces nausea and vomiting; Support Care Cancer. 2009 May; 17(5): 563–72

[23] Panossian A, Wagner H: Stimulating effect of adaptogens: an overview with particular reference to their efficacy following single dose administration. Phytother Res. 2005 Oct; 19(10): 819–38

[24] Kienle GS, Kiene H: Influence of Viscum album L (European Mistletoe) extracts on quality of life in cancer patients: a systematic review of controlled clinical studies. Integr Cancer Ther. 2010; 9(2): 142–57

[25] Lee MS et al.: Qigong for cancer treatment: A systematic review of controlled clinical trials. Acta Oncol. 2007; 46(6): 717–722

[26] Sieja K et al.: Selenium as an element in the treatment of ovarian cancer in women receiving chemotherapy. Gynecol Oncol. 2004; 93(2): 320–27

[27] Lassere Y, Hoff P: Management of hand-foot syndrome in patients treated with capecitabine (Xeloda). Eur J Oncol Nurs. 2004; 8 Suppl 1: 31–40

[28] Beuth J: Gut durch die Krebstherapie. TRIAS Verlag 2011. S. 83

[29] Uwe Gröber, in summary von: Der onkologische Patient – Selen, L-Carnitin & Co. – Spurensicherung für die komplementäre Onkologie. Sonntag Verlag in MVS Medizinverlage Stuttgart GmbH & Co. KG 2013

[30] Kolodziej H, Schulz V.: Umckaloabo: from traditional application to modern phytodrug. Deutsche Apotheker Zeitung. 2003; 143: 55–64

[31] Gröber U: Selenium in complementary oncology. A critical comments on the SELECT trial. Med Monatsschr Pharm. 2010; 33(4): 140–142

[32] Zimmermann T et al.: Reduction of postoperative lymphedema after oral tumor surgery with sodiumselenite. Biol Trace Elem Res. 2005; 106(3): 193–203

[33] May C et al.: Randomized open controlled clinical study on the efficacy and tolerance of an oral enzyme preparation in lymphadenectomy patients. Intern J Immunother. 2001; 17: 149–52

[34] Burgos A et al.: Comparative study of the clinical efficacy of two different coumarin dosages in the management of arm lymphedema after treatment for breast cancer. Lymphology. 1999 Mar; 32(1): 3–10

[35] Badger C et al.: Antibiotics/anti-inflammatories for reducing acute inflammatory episodes in lymphedema of the limbs. Cochrane Database of Systematic Reviews. 2004; (2): CD003143

[36] Cassileth BR et al.: Acupuncture in the treatment of upper-limb lymphedema: results of a pilot study. Cancer. 2013 Jul 1; 119(13): 2455–61

[37] Hübner J: Aloe, Ginko, Mistel & Co. Schattauer Verlag. 2009. S. 37

[38] Simcock R et al.: ARIX: a randomised trial of acupuncture v oral care sessions in patients with chronic xerostomia following treatment of head and neck cancer. Ann. Oncol. 2013; 24(3): 776–83

[39] Ellison N et al.: Phase III placebo-controlled trial of capsaicin cream in the management of surgical neuropathic pain in cancer patients. J Clin Oncol. 1997 Aug; 15(8): 2974–80

[40] Schroeder S et al.: Adjuvant acupuncture treatment improves neuropathic pain in peripheral neuropathy and induces neuronal regeneration. European Journal of Pain Supplements 4 47–146,130, 2010

[41] Pace E. et al.: Vitamin E neuroprotection for cisplatin neuropathy: a randomized, placebo-controlled trial. Neurology. 2010 Mar 2; 74(9): 762–6

[42] Wang WS et al.: Oral glutamine is effective for preventing oxaliplatin-induced neuropathy in colorectal cancer patients. Oncologist. 2007 Mar; 12(3): 312–9

[43] Milla P et al.: Administration of reduced glutathione in FOLFOX4 adjuvant treatment for colorectal cancer: effect on oxaliplatin pharmacokinetics, Pt-DNA adduct formation, and neurotoxicity. Anticancer Drugs. 2009; 20(5): 396–402

[44] Mücke R et al.: Komplementärer Seleneinsatz in der Onkologie. Der Onkologe. 2010; 16: 181–186

[45] De Grandis D: Acetyl-L-carnitine for the treatment of chemotherapy-induced peripheral neuropathy: a short review. CNS Drugs. 2007; 21 Suppl 1: 39–43

[46] Pisano C et al.: Paclitaxel and cisplatin-induced neurotoxicity: a protective role of acetyl-L-carnitine. Clin Cancer Res. 2003; 9: 5756–5767

[47] Ziegler D, Hanefeld M et al.: Treatment of symptomatic diabetic polyneuropathy with the antioxidant alpha-lipoic acid: a 7-month multicenter randomized controlled trial (ALADIN III Study). ALADIN III Study Group. Alpha-Lipoic Acid in Diabetic Neuropathy. Diabetes Care. 1999; 22: 1296–1301 / Gedlicka C et al.: Effective treatment of oxaliplatin-induced cumulative polyneuropathy with alpha-lipoic acid. J Clin Oncol. 2002 Aug 1; 20(15): 3359–61

[48] Cerrone R et al.: Efficacy of HT 7 point acupressure stimulation in the treatment of insomnia in cancer patients and in patients suffering from disturbances other than cancer. Minerva Med. 2008 Dec; 99(6): 535–7

[49] Frisk J et al.: Acupuncture improves health-related quality-of-life (HRQoL) and sleep in women with breast cancer and hot flushes. Support Care Cancer 2012; 20(4): 715–724

[50] Otte JL et al.: Feasibility study of acupuncture for reducing sleep disturbances and hot flashes in postmenopausal breast cancer survivors. Clin Nurse Spec. 2011; 25(5): 228-36

[51] Rondanelli M et al.: Update on the role of melatonin in the prevention of cancer tumorigenesis and in the management of cancer correlates, such as sleep-wake and mood disturbances: review and remarks. Aging Clin Exp Res. 2013 Oct; 25(5): 499–510

[52] Mustian KM: Yoga as Treatment for Insomnia Among Cancer Patients and Survivors: A Systematic Review. Eur Med J Oncol. 2013 Nov 1; 1: 106–115

[53] Silber BY, Schmitt JA: Effects of tryptophan loading on human cognition, mood, and sleep. Neurosci Biobehav Rev. 2010 Mar; 34(3): 387–407

[54] Müller-Popkes K: Interpersonelle Psychotherapie zur Behandlung von Patienten mit primärer Insomnie. Ein Vergleich mit Progressiver Muskelrelaxation (Dissertation). Kiel: Christian-Albrechts-Universität. 1997

[55] Motallebnejad M et al.: The effect of topical application of pure honey on radiation-induced mucositis: a randomized clinical trial. J Contemp Dent Pract. 2008; 9(3): 40–7

[56] Berger AK, Herrmann T: Therapie der chemotherapie-induzierten Mukositis und Diarrhö in der Behandlung solider Tumoren. Journal für Gastroenterologische und Hepatologische Erkrankungen. 2010; 8(3): 7–10

[57] Crew KD et al.: Randomized, Blinded, Sham-controlled Trial of Acupuncture for the Management of Aromatase Inhibitor-associated Joint Symptoms in Women with Early-stage Breast Cancer. J Clin Oncol. 2010 Mar 1; 28(7): 1154–60

[58] Piao BK et al.: Impact of complementary mistletoe extract treatment on quality of life in breast, ovarian and non-small cell lung cancer patients. A prospective randomized controlled clinical trial. Anticancer Res. 2004; 24: 303–309

[59] Machado Rocha FC et al.: Therapeutic use of Cannabis sativa on chemotherapy-induced nausea and vomiting among cancer patients: systematic review and meta-analysis. Eur J Cancer Care (Engl). 2008 Sep; 17(5): 431–43

[60] Ellison N et al.: Phase III placebo-controlled trial of capsaicin cream in the management of surgical neuropathic pain in cancer patients. J Clin Oncol. 1997 Aug; 15(8): 2974–80

[61] Yeom CH et al.: High dose concentration administration of ascorbic acid inhibits tumor growth in BALB/C mice implanted with sarcoma 180 cancer cells via the restriction of angiogenesis. J Transl Med. 2009 Aug 11; 7: 70

[62] Deng G, Cassileth B: Integrative oncology: complementary therapies for pain, anxiety, and mood disturbance. CA Cancer J Clin. 2005 Mar-Apr; 55(2): 109–16

[63] Fellowes D 2008 et al.: Aromatherapy and massage for symptom relief in patients with cancer. Cochrane Database Syst Rev. 2008 Oct 8; (4): CD002287

[64] Ezzo J et al.: Acupuncture-point stimulation for chemotherapy-induced nausea or vomiting. Cochrane Database Syst Rev. 2014 Nov 21; 11: CD002285

[65] Zick SM et al.: Pilot clinical study of the effects of ginger root extract on eicosanoids in colonic mucosa of subjects at increased risk for colorectal cancer. Mol Carcinog. 2014 Apr 24. doi: 10.1002/mc.22163

[66] Walker EM et al.: Acupuncture versus venlafaxine for the management of vasomotor symptoms in patients with hormone receptor-positive breast cancer: a randomized controlled trial. J Clin Oncol. 2010 Feb 1; 28(4): 634–40

[67] Monninkhof EM et al.: Design of the sex hormones and physical exercise (SHAPE) study. BMC Public Health. 2007 Sep 4; 7: 232

[68] Palacio C et al.: Black cohosh for the management of menopausal symptoms: a systematic review of clinical trials. Drugs Aging. 2009; 26(1): 23–36

[69] Booth NL et al.: Clinical studies of red clover (Trifolium pratense) dietary supplements in menopause: a literature review. Menopause. 2006 Mar-Apr; 13(2): 251–64

[70] Bellipanni G et al.: Effects of melatonin in perimenopausal and menopausal women: our personal experience. Ann N Y Acad Sci. 2005 Dec; 1057: 393–402

[71] McMillan TL, Mark S: Complementary and alternative medicine and physical activity for menopausal symptoms. J Am Med Womens Assoc. 2004 Fall; 59(4): 270-7